专家门诊丛书

名医名家谈口腔疾病

第二版

孙 正 主编

农村读物出版社

图书在版编目（CIP）数据

名医名家谈口腔疾病/孙正主编．—2版．—北京：农村读物出版社，2011.9

（专家门诊丛书）

ISBN 978-7-5048-5488-9

Ⅰ.①名… Ⅱ.①孙… Ⅲ.①口腔颌面部疾病－诊疗 Ⅳ.①R78

中国版本图书馆CIP数据核字（2011）第115203号

责任编辑	赵　勤
出　　版	农村读物出版社（北京市朝阳区农展馆北路2号　100125）
发　　行	新华书店北京发行所
印　　刷	北京中兴印刷有限公司
开　　本	700mm×1000mm　1/16
印　　张	11.25
字　　数	121千
版　　次	2012年1月第2版　　2012年1月第2版北京第1次印刷
定　　价	25.00元

第二版编写人员

主　　编　孙　正

副 主 编　韩永成　张　辉

编写人员　（按姓名笔画排序）

王　宇　王　鹏　艺　璇　石一谷
孙　正　李　欣　李　泰　李　璟
杨　静　张　辉　张朝晖　陈　薇
赵　佳　赵　梅　侯　玮　韩永成
魏　丽

第一版编写人员

主　　编　王邦康

副 主 编　过家骥　韩永成

编　　者　（按姓名笔画排序）

马茹苓　王邦康　田　昕　过家骥

刘　萍　许　茹　李新球　时　清

张　辉　陈　薇　袁玉姝　顾志苓

崔跃庭　梁枝松　彭聪敏　董　辉

韩永成

BIANJI JIYU
编辑寄语

无论在儿童期、成年期，还是在老年期，人们都有可能受到口腔疾病的困扰，很多人都有过牙痛的经历。俗话说：“十人九龋”，“牙痛不是病，痛起来真要命。”但是，许多人对于牙病及其治疗的知识却不一定了解或存在认识上的误区，因而缺乏预防意识，往往延误了病情，失去了最佳的治疗时机。

牙齿最重要的功能是咀嚼食物，帮助消化吸收营养；它同时还有协助发音、保持面部正常形态等作用。有些人不了解相关的知识，为了追求美丽，不能选择正规医院，进行正确的治疗或手术，不仅没有让自己变得更加靓丽，反而使原本健康的牙齿和面容受到了损伤或损害。

为了预防口腔疾病，让自己不得病或少得病，了解一些最基本的口腔自我保健常识，我们就会更多地知道应该怎样去爱护我们的牙齿、保护自己的口腔，让健康伴随我们一生。

希望本书对您的口腔保健有所帮助。祝您开卷有益！

2011年10月

DIERBAN QIANYAN

第二版前言

口腔健康是人体健康的重要组成部分，是世界卫生组织评价人体健康的十大标准之一。“牙齿清洁、无龋洞、无疼痛感，牙龈颜色正常、无出血现象”。口腔健康不仅反映了人们的生命质量，也是社会文明的标志；拥有健康、整齐和洁白的牙齿也会增加人们在社会交往中的自尊与自信。

本书是《名医名家谈口腔疾病》一书的第二版，站在读者的角度，我们将原书从形式到内容都进行了很大改变。如在第一版的基础上增加了许多口腔保健常识内容，尤其是增加了一些人们最关心的口腔医疗美容问题。为了让读者更直观地了解口腔和口腔的常见病症与表现，书中还增加了许多插图。

我们将诊疗过程和进行口腔保健科普讲座中发现和遇到最多的口腔问题，以一问一答的形式进行表述，就像面对口腔疾病患者在诊断病情。全书内容共分为六个部分，包括：认识口腔和牙齿、口腔科就诊需要知道的问题、常见口腔疾病、口腔的预防与保健、口腔保健与营养饮食、不同人群的口腔护理等篇。

本书涉及从孕期、婴幼儿期、学龄儿童到成年人和老年人不同时期的口腔健康问题，希望对您的口腔保健有所帮助。

中华口腔医学会副会长
北京口腔医院院长　孙　正

2011年10月

DIYIBAN QIANYAN
第一版前言

随着我国改革开放和经济的发展，人们文化生活和物质生活水平日益提高。在衣食住行得到改善的同时，人们也开始关心自己的生活质量和生命质量。人们不仅希望活得长一些，而且能够健康地活着，即健康长寿。口腔健康是全身健康的一部分。世界卫生组织曾将1994年定为世界口腔卫生年，提出的口号是：健康的生活需要口腔卫生。口腔卫生对于全身健康是十分重要的，并已引起世界各国的重视。我国卫生部于1988年成立了全国牙病防治指导组，并把每年9月20日定为全国爱牙日。1992年卫生部和国家教委等联合制订了“2000年我国口腔卫生保健规划目标”、“全国学生龋齿与牙周疾病综合防治方案”等，把口腔卫生保健工作提高到国家目标管理的高度。

我们认为，作为口腔科医生，应承担两个方面的职责或义务：一方面，要为口腔病患者提供高质量的医疗服务，为他们解除痛苦，恢复正常的口腔功能；另一方面，要积极宣传口腔卫生防病知识，为群众提供更多的口腔自我保健的指导和帮助。这正是我们编写此书的目的。本书在编写过程中，得到了中国农业出版社阎芹同志的大力帮助，在此深表谢意。

本书力求深入浅出、通俗易懂，如果能对广大读者了解和掌握口腔卫生知识、维护口腔健康有所裨益的话，那将是我们的最大意愿。

中华口腔医学会常委　王邦康

1998 年 4 月

目录

编辑寄语

第二版前言

第一版前言

第一篇　认识口腔和牙齿 …… 1

1. 人的一生有几副牙齿？…… 2
2. 牙齿由哪几部分构成？…… 3
3. 牙齿有哪些功能？…… 3
4. 牙周组织包括哪些部分，各有什么作用？…… 4
5. 正常的牙龈是什么样的？…… 5
6. 口腔健康的标准是什么？…… 5
7. 乳牙什么时候萌出，什么时候脱落？…… 6
8. 恒牙在什么时候萌出？…… 6
9. 牙齿萌出有什么规律？…… 7
10. 什么时候开始换牙，换牙期间如何区分乳牙和恒牙？…… 7

第二篇　口腔科就诊需要知道的问题 …… 9

1. 口腔常见病有哪些？…… 10
2. 在口腔专科医院就诊时应挂哪个科的号？…… 11
3. 就诊前要做好哪些准备？…… 11
4. 看牙为什么经常需要拍 X 光片？…… 13
5. 怎样看懂病历记录？…… 13

第三篇　常见口腔疾病 …… 17

一、牙体牙髓科 …… 18

1. 龋齿是怎么发生的？ …… 18
2. 牙齿哪些部位最易发生龋洞？ …… 19
3. 为什么要尽早治疗龋齿？ …… 19
4. 龋齿会传染吗？ …… 21
5. 龋齿一次能治好吗？ …… 21
6. 补牙前为什么要钻牙？ …… 22
7. 龋坏的小洞磨完后为什么会变成了大洞？ …… 23
8. 怎样选择补牙材料？ …… 23
9. 补牙后要注意什么？ …… 24
10. 引起牙疼的原因有哪些？ …… 25
11. 为什么说"牙痛不算病，痛起来真要命"？ …… 26
12. 牙痛时为什么吃止痛药效果不好？ …… 26
13. 牙痛时为什么会分不清是哪颗牙在痛？ …… 26
14. 牙神经发炎是怎么回事？ …… 27
15. 牙根发炎是怎么回事？ …… 27
16. 什么是根管？ …… 28
17. 根管治疗是怎么回事？ …… 28
18. 为什么做根管治疗时要反复拍X光片？ …… 30
19. 根管治疗一次能治完吗？ …… 30
20. 根管治疗中没有按时复诊怎么办？ …… 31
21. 牙床为什么会肿胀？ …… 31
22. 牙齿为什么会发黄或发黑？ …… 31
23. 什么是牙釉质发育不全？ …… 32
24. 什么是氟牙症？ …… 32
25. 什么是四环素牙？ …… 33
26. 治疗牙齿变色的常用方法有哪些？ …… 33
27. 咬东西时感觉牙齿酸软是怎么回事？ …… 34
28. 嗑瓜子也会损伤牙齿吗？ …… 34
29. 牙颈部缺损要不要治疗？ …… 34
30. 什么是畸形中央尖？ …… 35

31. 牙缝过大可以补救吗？ …… 36
32. 牙根折断是怎么回事？ …… 36
33. 劈裂牙还能保留吗？ …… 36
34. 外伤后牙齿松动还能恢复吗？ …… 37
35. 牙齿有裂纹需要治疗吗？ …… 37
二、牙周科 …… 38
1. 什么是牙菌斑，牙菌斑有哪些危害？ …… 38
2. 牙龈出血是怎么回事？ …… 38
3. 哪些原因会引起牙龈炎？ …… 39
4. 怎样判断是不是得了牙龈炎？ …… 39
5. 什么是牙周炎？ …… 40
6. 牙周炎怎样治疗？ …… 40
7. 哪些疾病对牙周组织有影响？ …… 41
8. 牙周病对全身健康有哪些影响？ …… 42
9. 什么是牙结石，牙结石有哪些危害？ …… 42
10. 哪些人应该定期洗牙？ …… 43
11. 哪些人洗牙需要慎重？ …… 44
12. 天天刷牙为什么还要洗牙？ …… 44
13. 洗牙会损伤牙齿吗？ …… 45
14. 洗牙会传染疾病吗？ …… 45
15. 为什么洗牙会有酸痛的感觉？ …… 45
16. 洗牙会使牙缝变大吗？ …… 46
17. 牙齿正畸期间定期洗牙为什么很重要？ …… 46
18. 牙齿为什么会松动？ …… 46
19. 如何治疗能保留的松动牙齿？ …… 47
20. 牙齿上的茶渍和烟渍可以去掉吗？ …… 47
21. 塞牙的常见原因是什么？ …… 48
22. 治疗塞牙的常用方法有哪些？ …… 48
23. 哪些药物会引起牙龈增生，牙龈增生怎样治疗？ …… 49
三、口腔黏膜科 …… 49

1. 什么是复发性口腔溃疡？ …… 49
2. 患有复发性口腔溃疡时应注意什么？ …… 50
3. 口腔溃疡经久不愈时怎么办？ …… 50
4. 嘴唇经常发干、脱皮或裂口怎么办？ …… 50
5. 什么是口腔黏膜白斑，会发生癌变吗？ …… 51
6. 什么是口腔扁平苔藓，会发生癌变吗？ …… 52
7. 扁平苔藓如何治疗？ …… 53
8. 什么是“地图舌”？ …… 53
9. 口干是病吗，怎么治疗？ …… 54
10. 舌头烧灼样疼痛是什么病？ …… 54
四、口腔修复科 …… 55
1. 镶牙前要做哪些准备？ …… 55
2. 缺一两颗牙无所谓吗？ …… 56
3. 镶牙的方法有哪些？ …… 56
4. 拔牙后多长时间可以镶牙？ …… 57
5. 是不是一定要拔除牙根后才能镶牙？ …… 57
6. 覆盖义齿修复有哪些优缺点？ …… 58
7. 什么是活动假牙？ …… 58
8. 哪些人缺失牙后需要镶活动假牙？ …… 59
9. 什么是固定假牙？ …… 59
10. 哪些人缺失牙后可以镶固定假牙？ …… 60
11. 为什么做固定假牙的修复费用较高？ …… 61
12. 哪些情况下不能进行固定假牙修复？ …… 61
13. 固定假牙使用中需要注意什么？ …… 62
14. 什么情况下需要拆除口内的固定假牙？ …… 62
15. 做烤瓷冠修复有年龄限制吗？ …… 63
16. 烤瓷冠修复一般需要就诊几次？ …… 63
17. 牙根经过怎样处理才能保留？ …… 63
18. 为什么做固定假牙时需要把牙齿磨小？ …… 64
19. 镶活动假牙也需要磨牙吗？ …… 64

20. 什么是即刻义齿？ …… 65
21. 即刻义齿能使用多久？ …… 65
22. 为什么有时活动假牙越戴越松？ …… 65
23. 活动假牙需要全天戴着吗？ …… 66
24. 只有几颗牙时，需要全部拔除后镶全口假牙吗？ …… 66
25. 拔牙后多久能镶全口假牙？ …… 67
26. 拔牙后有骨尖怎么办？ …… 67
27. 镶一副全口假牙至少需要就诊几次？ …… 67
28. 一副全口假牙能使用多长时间？ …… 68
29. 镶新假牙取模前为什么要停戴旧假牙？ …… 69
30. 新的假牙为什么与旧的不完全相同？ …… 69
31. 初次戴全口假牙时感到不适怎么办？ …… 70
32. 初次戴全口假牙说话不清楚怎么办？ …… 70
33. 刚戴全口假牙发生压痛不适是否需要就诊？ …… 71
34. 为什么下颌全口假牙容易掉？ …… 71
35. 有口干症时全口假牙为什么戴不住？ …… 71
36. 假牙不慎摔断能修理吗？ …… 72
37. 怎样给假牙消毒？ …… 72
38. 什么是种植牙？ …… 72
39. 进行种植牙治疗前需要做哪些检查？ …… 74
40. 多长时间能完成全部种植治疗？ …… 74
41. 拔牙后多久能开始种植牙治疗？ …… 74
42. 种植牙有年龄限制吗？ …… 75
43. 什么人不能进行种植牙治疗？ …… 75
44. 种植牙治疗分为哪几个步骤，需要多长时间？ …… 76
五、口腔正畸科 …… 76
1. 什么是错颌畸形？ …… 76
2. 哪些原因会造成错颌畸形？ …… 77
3. 错颌畸形什么时候矫治效果最好？ …… 77
4. 什么是暂时性错颌？ …… 78

5. 常用的矫治器有哪几种？ …… 79
6. 矫治需要拔牙吗？ …… 80
7. 什么情况下矫治需要拔牙？ …… 80
8. 矫正牙齿第一次就诊需要做什么？ …… 81
9. 正畸治疗一般需要多长时间？ …… 81
10. 为什么正畸患者不能自己选择复诊时间？ …… 82
六、口腔颌面外科 …… 82
1. 拔牙前需要做什么准备？ …… 82
2. 哪些疾病会影响拔牙？ …… 83
3. 应该拔除的牙不拔除可以吗？ …… 83
4. 拔牙后要注意什么？ …… 84
5. 心血管病和糖尿病患者能拔牙吗？ …… 84
6. 什么是心电监护拔牙？ …… 85
7. 牙的残根都需要拔除吗？ …… 85
8. 松动牙一定要拔除吗？ …… 86
9. 为什么局部麻醉后拔牙仍有感觉？ …… 86
10. 拔牙后出血怎么办？ …… 86
11. 什么是干槽症？ …… 87
12. 为什么有的智齿长不出来？ …… 87
13. 什么是智齿冠周炎，有什么表现？ …… 88
14. 患智齿冠周炎时为什么张不开嘴？ …… 88
15. 哪些智齿需要拔除？ …… 89
16. 常见牙外伤有哪几种，如何治疗？ …… 89
17. 外伤引起的牙齿完全脱出还能植回吗？ …… 92
18. 哪里是面部的危险三角区？ …… 92
19. 为什么脸上的疖和痈不能挤压？ …… 92
20. 张嘴时耳边的关节响是颞颌关节功能紊乱吗？ …… 93
21. 患颞颌关节功能紊乱综合征后要注意什么？ …… 93
22. 下巴掉了怎么办？ …… 93
23. 什么是面瘫？ …… 94

24. 什么是三叉神经痛？ …… 94
25. 涎腺也会长结石吗？ …… 94
26. 颌面发生外伤后怎么办？ …… 95
27. 什么是口腔颌面部肿瘤？ …… 96
28. 如何区分口腔颌面部肿瘤是良性的还是恶性的？ …… 96
29. 先天性唇裂、腭裂是怎么回事？ …… 97
30. 唇裂、腭裂患儿的最佳治疗时间是什么时候？ …… 98
七、儿童口腔病症 …… 98
1. 婴儿出生不久就出牙是怎么回事，应该怎么办？ …… 98
2. 婴儿出牙时会有哪些不适？ …… 99
3. 发现婴儿乳牙迟萌怎么办？ …… 99
4. 乳牙为什么会脱落？ …… 100
5. 什么是先天性牙齿缺失，应该怎么办？ …… 100
6. 乳牙龋齿有什么特点？ …… 101
7. 乳牙得了龋齿也要治疗吗？ …… 101
8. 乳牙患病会影响恒牙的生长吗？ …… 102
9. 什么是“喂养龋”？ …… 102
10. 为什么乳牙有病也要做牙根治疗？ …… 103
11. 乳牙残根需不需要拔掉？ …… 103
12. 哪些原因会引起乳牙早失？ …… 104
13. 乳牙早期缺失怎么办？ …… 105
14. 戴上间隙保持器后要注意什么？ …… 106
15. 儿童前牙外伤折断后怎么处理？ …… 106
16. 摔伤乳牙后对恒牙有什么影响？ …… 107
17. 乳牙食物嵌塞的原因是什么？ …… 108
18. 长出双排牙怎么办？ …… 109
19. 为什么大门牙萌出后会有缝隙？ …… 110
20. 乳牙脱落后恒牙是否会马上长出？ …… 111
21. 什么是多生牙，它有什么危害？ …… 111
22. 替牙期儿童为什么易患龋齿？ …… 112

23. 儿童吸吮手指会造成哪些危害？ …… 113
24. “大板牙”是怎么回事？ …… 113
25. 为什么新长出的恒牙叫“年轻恒牙”？ …… 114
26. 什么是“六龄齿”，为什么要重点保护？ …… 114
27. 新生儿口腔内长的“白膜”是怎么回事？ …… 115
28. 幼儿发烧后嘴周围及口腔黏膜起泡是怎么回事？ …… 116
29. 什么是手足口病，如何预防？ …… 117
八、老年口腔病症 …… 118
1. 老年人为什么容易龋齿，如何治疗？ …… 118
2. 老年人为什么牙本质容易过敏，如何治疗？ …… 118
3. 为什么老年人易发生牙周疾病？ …… 119
4. 牙龈萎缩是怎么回事？ …… 119
5. 老年人为什么容易口干？ …… 120

第四篇　口腔疾病预防与保健 …… 121

一、疾病预防 …… 122
1. 防止儿童牙釉质发育不全要从什么时候开始？ …… 122
2. 如何预防四环素牙？ …… 123
3. 如何预防喂养龋？ …… 123
4. 为什么人工哺乳姿势会影响宝宝牙颌畸形？ …… 124
5. 什么是窝沟龋，如何预防？ …… 125
6. 什么情况下应做窝沟封闭？ …… 125
7. 做窝沟封闭有哪些步骤？ …… 126
8. 儿童换牙时要注意什么？ …… 127
9. 如何预防口腔颌面部的恶性肿瘤？ …… 128
10. 常见口腔不良习惯有哪些，怎样避免？ …… 129
11. 预防儿童牙颌畸形为什么要从胎儿期开始？ …… 130
12. 牙齿矫正期间要注意哪些问题？ …… 131
13. 清除牙菌斑常用哪些方法？ …… 132
14. 如何预防牙周病？ …… 133

15. 患口腔疾病后如何选择就诊时机？ …… 134
16. 吸烟对口腔健康有哪些危害？ …… 135
17. 哪些全身因素会影响口腔疾病的治疗？ …… 135
二、口腔保健 …… 137
1. 为什么要刷牙？ …… 137
2. 什么时候开始刷牙？ …… 137
3. 怎样检查牙齿是否刷干净了？ …… 137
4. 如何选择保健牙刷？ …… 138
5. 如何选对适合自己的牙膏？ …… 138
6. 电动牙刷好吗，最适宜哪些人使用？ …… 139
7. 塞牙后为什么不宜用牙签剔牙？ …… 139
8. 牙线怎么用？ …… 140
9. 冲牙器能代替洗牙吗？ …… 141
10. 乳牙长得不整齐会影响恒牙的美观吗？ …… 141
11. 为什么要使用氟化物防龋？ …… 142
12. 使用氟化物的方法有哪些？ …… 142
13. 预防儿童患龋家长应注意什么？ …… 142
14. 如何进行口腔自我检查？ …… 144
15. 儿童看牙家长应做好哪些事情？ …… 145
16. 儿童看牙时，家长要不要陪在一旁？ …… 146
17. 活动假牙如何保护？ …… 147
18. 什么是叩齿，叩齿与咀嚼有什么不同？ …… 148
19. 为什么叩齿可以保健牙齿？ …… 148
20. 什么是“叩齿吞津保健法”？ …… 149
21. 让牙齿洁白的方法有哪些？ …… 149
第五篇　口腔健康与营养膳食 …… 151
1. 为什么吃粗纤维食物有助于预防龋齿？ …… 152
2. 为什么说偏硬食物和精细食物对牙齿有害？ …… 152
3. 牙齿敏感时饮食上要注意什么？ …… 153

4. 孕妇营养与儿童牙齿健康有什么关系？ …… 153
5. 为什么儿童吃零食要适量？ …… 154

第六篇　不同人群的口腔护理 …… 155

1. 孕产妇怀孕期及胎儿期怎样保护牙齿？ …… 156
2. 怎样保护婴幼儿的牙齿？ …… 157
3. 幼儿期及学龄前期要养成哪些护齿习惯？ …… 158
4. 学龄期为什么要保护好六龄齿？ …… 158
5. 中年人怎样预防口腔疾病？ …… 159
6. 老年人为什么要及时治疗牙齿疾病？ …… 159

第一篇

认识口腔和牙齿

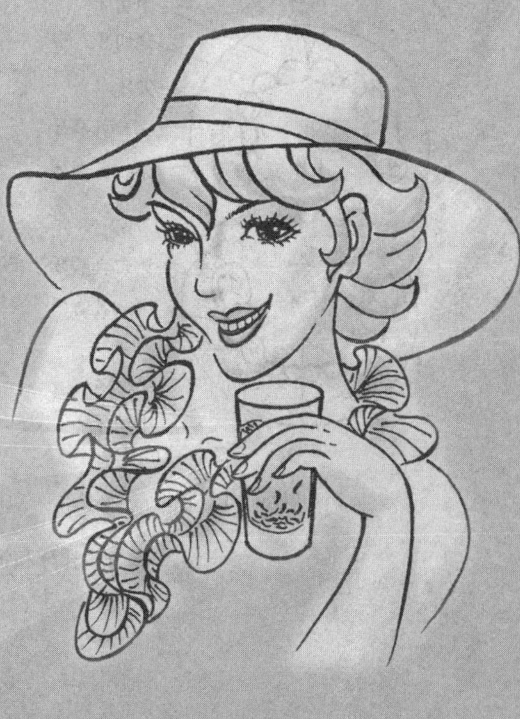

1. 人的一生有几副牙齿?

在人的一生中有两副牙齿，第一副是乳牙，有 20 颗，俗称奶牙；第二副是恒牙，有 28～32 颗，俗称大人牙。乳牙一般在婴儿 6 个月左右开始萌出，到 2 岁半左右全部长出。通常情况下，在 5～6 岁之前，口腔内全部为乳牙，医学上称为乳牙列；6～12 岁左右，口腔内既有乳牙又有恒牙，医学上称为混合牙列；12 岁以后，口腔内全部为恒牙，医学上称为恒牙列（图 1）。牙齿由于各自发挥的功能不同，在形态上也有差异，如前牙以切割食物为主，叫切牙；有的以撕裂食物为主，叫尖牙；后牙以磨碎食物为主，叫磨牙。20 颗乳牙中有乳切牙 8 颗；乳尖牙 4 颗，乳磨牙 8 颗；28～32 颗恒牙中有切牙 8 颗，尖牙 4 颗，双尖牙 8 颗，磨牙 8～12 颗（因第三恒磨牙又称智齿，萌出数量因人而异，少则不萌出，多则萌出 4 颗）。

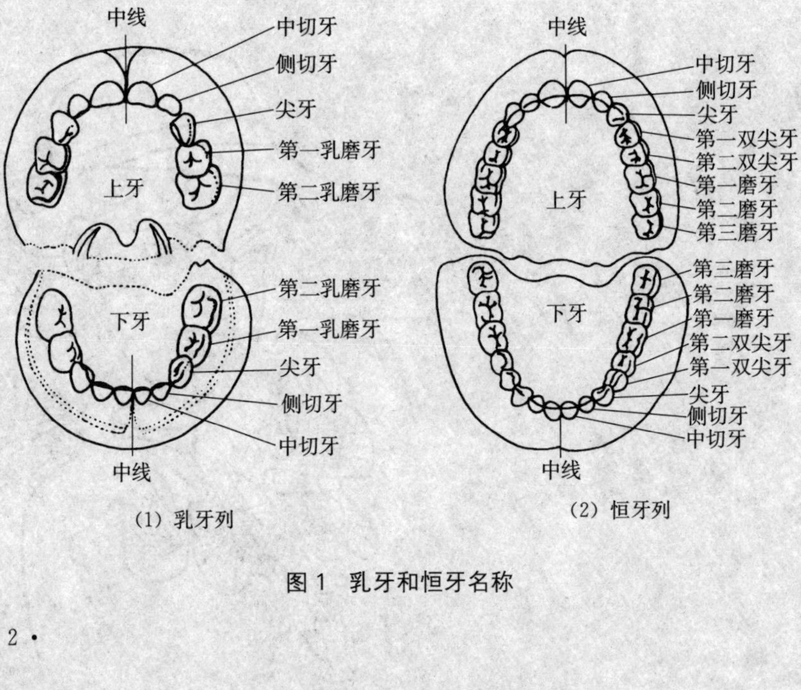

（1）乳牙列　　（2）恒牙列

图 1　乳牙和恒牙名称

2. 牙齿由哪几部分构成？

牙齿的外形分为 3 个部分，露出口腔内的部分叫牙冠，埋在牙槽骨内的部分叫牙根，牙冠与牙根的交界处叫牙颈（图 2）。

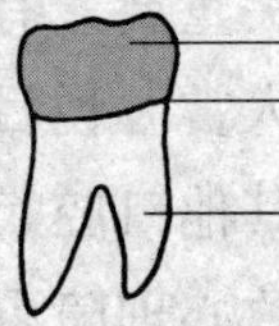

图 2　牙齿的外形

每个牙齿又由 4 个部分构成（图 3）。①牙釉质。覆盖在牙冠的最外层，是人体中硬度最强的组织。②牙本质。是构成牙齿主体的硬组织，颜色淡黄而有光泽，硬度比牙釉质低。在牙本质中有神经末梢，受到刺激时会有酸痛感。③牙骨质。是覆盖在牙根外层的硬组织，构造和硬度与骨相似。当牙根表面受到损伤时，牙骨质可再生而有修复功能。④牙髓，俗称牙神经。是位于牙齿中心空腔内的软组织，内含血管、神经等。它的主要功能是供给牙齿营养。由于其中含有丰富的神经，所以对疼痛十分敏感，受到刺激即可引起剧烈疼痛。这也是“牙疼不算病，痛起来真要命”的主要原因。

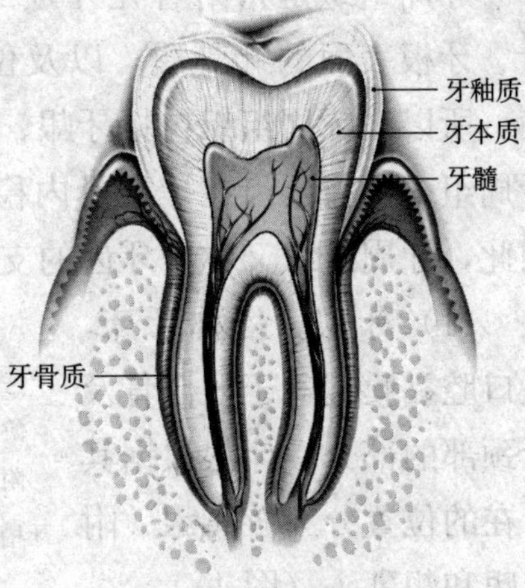

图 3　牙齿的结构

3. 牙齿有哪些功能？

人的牙齿主要有三大功能。

首先，是咀嚼功能。通过切牙、尖牙和磨牙对食物进行切断、撕裂、研磨，进而完成食物的吞咽。当牙齿因为疾病而影响咀嚼时，常会导致消化功能障碍，甚至引起消化系统的疾病。其次，牙齿有辅助发音的功能。如舌齿音、唇齿音等都需要牙齿的帮助才能正确发出。如果牙齿发生疾患、牙颌畸形、义齿修复等问题时，常会影响正确的发音。最后，牙齿对于面部的美观至关重要，有一口洁白健康的牙齿，不仅使人笑口常开，还能令人赏心悦目。如果牙齿参差不齐，或因牙洞疼痛难忍，或伴有其他口腔疾患，不但影响外表的美观，还会造成心理负担而导致心理障碍。

4. 牙周组织包括哪些部分，各有什么作用？

牙周组织是指附着在牙颈部表面的牙龈、牙根周围的牙槽骨、牙根表面的牙骨质，以及位于牙槽骨与牙骨质之间的牙周膜。所以，牙周组织包括牙龈、牙槽骨、牙骨质和牙周膜。这些牙周组织支持牙齿在牙槽骨内稳固而不松动，承受咀嚼的力量。因此，牙周组织又称为牙齿的支持组织。

（1）牙龈。俗称牙床，是口腔黏膜覆盖于牙槽骨及牙颈部的部分，牙龈根据其所在的位置分为游离龈、附着龈和龈乳头（图4）。

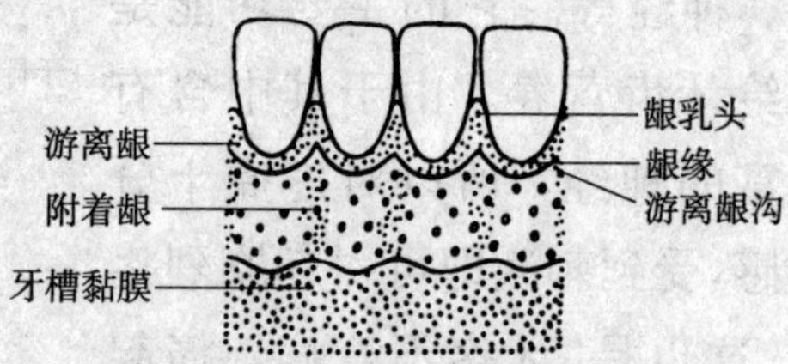

图4　牙龈各部分

（2）牙槽骨。牙槽骨又称牙槽突，是颌骨包围牙根的突起部分、容纳牙根的小窝。牙槽骨的主要作用是支持和固定牙齿。当牙周发生炎症时，牙槽骨逐渐被吸收，通过X光检查，可了解牙槽骨吸收情况，经过牙周治疗，可减缓或终止牙槽骨的吸收。但牙槽骨是不可以新生的。

（3）牙周膜。牙周膜又称牙周韧带，位于牙槽骨和牙根之间，是坚韧的纤维组织，牙周膜上有丰富的血管和神经，对痛觉和触觉感受灵敏。有急性炎症时，就会觉得病牙有浮起感，咬牙时，觉得病牙会先接触，并产生疼痛。

（4）牙骨质。牙骨质覆盖在牙根的表面，其下方是牙本质，靠近牙颈部（图 5）。在牙颈部的牙骨质与牙釉质交界处，叫做釉牙骨质界。

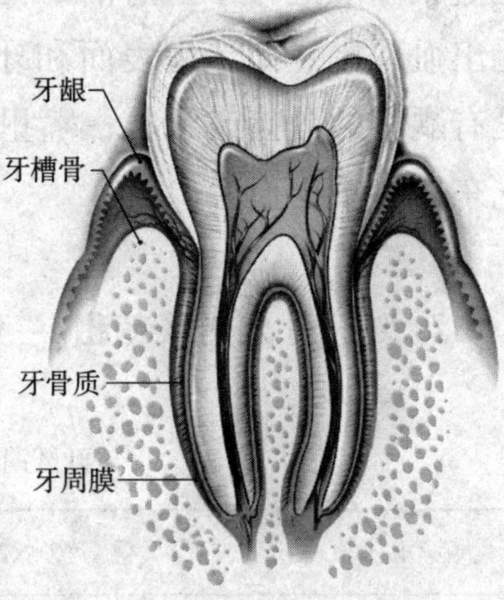

图 5　牙周组织结构

5. 正常的牙龈是什么样的?

牙龈要从色、形、质三方面来判断，正常牙龈质地致密，呈粉红色；结构上可分为游离龈、附着龈和龈乳头。①游离龈是指牙龈的边缘，围绕牙颈部游离可动的部分，呈连续的弧形弯曲，与牙颈部之间有一小间隙，叫龈沟，龈沟内有许多细菌，而且容易形成牙垢。②附着龈位于游离龈的下方，与游离龈相连，直接附着于牙槽骨表面，因此附着龈不能移动，附着龈表面有橘皮样的点状凹陷，称为点彩。牙龈发生炎症时，点彩消失变为光亮。③龈乳头呈锥形，位于相邻两牙的邻面间隙内，龈乳头因其解剖及组织学的特点，对局部刺激物的抵抗力较低，容易发生炎症。

6. 口腔健康的标准是什么?

口腔健康是全身健康的重要组成部分。世界卫生组织规定口腔健康标准是：牙齿清洁，无龋洞，无疼痛感；牙龈颜色正常，无出血现象。即牙齿表面和牙缝里没有软垢、食物残渣或牙石；没有龋坏的牙齿或牙根；嘴里没有疼痛感；牙龈不红肿；刷牙或吃东西时不出血等。

7. 乳牙什么时候萌出，什么时候脱落？

乳牙萌出及脱落时间

颌 位	牙 位	萌出时间	脱落时间
上 颌	中切牙	8～12 个月	6～7 岁
	侧切牙	9～13 个月	7～8 岁
	尖 牙	16～22 个月	10～12 岁
	第一乳磨牙	13～19 个月	9～11 岁
	第二乳磨牙	25～33 个月	10～12 岁
下 颌	中切牙	6～10 个月	6～7 岁
	侧切牙	10～16 个月	7～8 岁
	尖 牙	17～23 个月	9～12 岁
	第一乳磨牙	14～18 个月	9～11 岁
	第二乳磨牙	23～31 个月	10～12 岁

8. 恒牙在什么时候萌出？

恒牙萌出时间

颌 位	牙 位	萌出时间
上 颌	中切牙	6～7 岁
	侧切牙	7～8 岁
	尖 牙	10～11 岁
	第一前磨牙	10～12 岁
	第二前磨牙	10～12 岁
	第一磨牙	6～7 岁
	第二磨牙	12～13 岁
	第三磨牙	17～21 岁

（续）

颌 位	牙 位	萌出时间
下 颌	中切牙 侧切牙 尖 牙 第一前磨牙 第二前磨牙 第一磨牙 第二磨牙 第三磨牙	6～7 岁 7～8 岁 9～10 岁 10～12 岁 11～12 岁 6～7 岁 11～13 岁 17～21 岁

9. 牙齿萌出有什么规律?

牙齿萌出就是从牙冠突破牙龈而显露于口腔开始，牙冠出龈后不断向外生长，直到与对颌牙咬合接触为止。虽然每个人的牙齿萌出顺序会有个体上的差异，但总的来说，牙齿萌出有一定的规律，即：①每个牙齿的萌出都有较恒定的时间。②牙齿萌出有先后的次序。③左右侧同名牙常同时成对萌出。④下颌牙萌出时间略早于上颌同名牙的萌出。⑤女性牙齿萌出时间略早于男性。

10. 什么时候开始换牙，换牙期间如何区分乳牙和恒牙?

随着儿童全身各个器官、各个系统的生长发育，儿童时期重要的咀嚼器官——乳牙，在行使一定功能之后，逐渐退化，并松动脱落，被相应继承的恒牙所替代，称为乳恒牙替换。

（1）替换的过程。在 20 个乳牙根下方都埋藏着恒牙胚，恒牙胚发育到一定时期，就开始向口腔中生长，并对乳牙根造成压力，促使牙根周围的组织发生变化，分化出破骨细胞，吸收乳、恒牙之间的骨组织和乳牙根组织，进而产生乳牙松动、脱落，此时恒牙就在相应的位置上萌出。

(2) 牙齿替换的年龄与恒牙萌出的时间有关。一般来说，儿童在6岁前后乳牙被替换，到12岁以后替换完毕，6～12岁称为替牙期。这一时期儿童口腔中所有乳牙将被恒牙所替代，并在乳磨牙后方先后长出8颗恒磨牙。

(3) 替换期儿童的口腔中既有乳牙也有恒牙。怎样区别乳牙与恒牙呢？一般来说，乳牙体积小于同名恒牙；乳牙色泽较白、光泽度差，而恒牙略黄、富有光泽；乳牙牙冠外形比恒牙稍显圆凸，牙颈部缩窄，乳磨牙形似花苞；替牙期的乳牙经过几年使用，前牙切缘平齐、后牙尖嵴磨耗；而恒牙刚刚萌出，前牙切端呈锯齿状，后牙尖嵴明显。

MINGYI MINGJIA TAN KOUQIANGJIBING

第二篇

口腔科就诊需要知道的问题

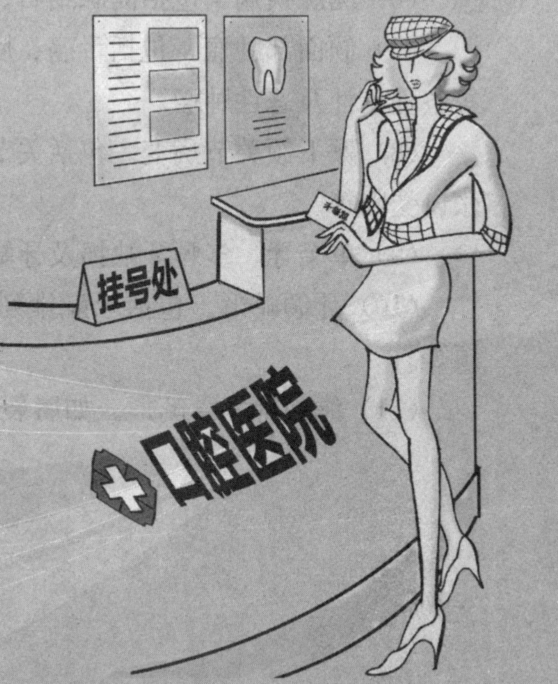

1. 口腔常见病有哪些?

口腔疾病是危害健康的主要疾病之一，口腔疾病主要包括以下几类：

（1）牙体疾病。龋病，俗称虫牙，是最常见的口腔疾病之一，若不及时治疗，便会发展成为牙髓炎和根尖周炎。牙齿非龋性疾病，包括氟牙症、四环素牙、牙隐裂、楔状缺损、牙体损伤等。

（2）牙周疾病。也是最常见的口腔疾病之一，一般包括牙龈炎和牙周炎等。

（3）口腔黏膜疾病。包括口腔溃疡、口炎、白斑、扁平苔藓、唇炎、地图舌等。

（4）口腔颌面部炎症。包括智齿冠周炎、颌面部肌肉间隙感染、颌骨骨髓炎等。

（5）口腔颌面部外伤。包括牙和牙槽骨损伤、颌骨骨折等。

（6）涎腺疾病。包括涎腺结石、涎腺炎症等。

（7）颌面部肿瘤。包括舌癌、唇癌、黏液囊肿、腮腺混合瘤等各种良性及恶性肿瘤。

（8）颞下颌关节病变。包括关节弹响、关节功能紊乱导致的张口受限等。

（9）单个牙、多颗牙缺损及牙缺失。

（10）牙颌畸形。包括牙齿排列不整齐、上颌前凸、下颌反颌等。

（11）颌面部发育畸形。如唇裂、腭裂等。

2. 在口腔专科医院就诊时应挂哪个科的号？

科室名称	诊　疗　范　围
牙体牙髓科	①各种龋病、牙髓病、根尖周病以及牙周—牙髓联合病；②牙髓根尖周病外科治疗；③变色牙、畸形牙及牙体缺损的牙齿美容修复；④各种牙体组织急、慢性损伤；⑤牙齿敏感症；⑥残根、残冠的保存治疗
牙周黏膜科	①各类型牙周炎或牙周病的系统治疗；②牙龈充血、肿胀、出血、增生、萎缩的诊治；③牙周病的手术治疗；④口腔卫生保健指导；⑤口腔异味；⑥各类口腔黏膜病（溃疡、白斑、糜烂、灼痛等症状）的诊治
口腔颌面外科	①拔牙；②心电监护拔牙；③口腔颌面部良（恶）性肿瘤、炎症、创伤；④先天性或继发性唇腭裂及语音训练；⑤三叉神经、面神经疾患；⑥牙颌面畸形以及颌面部软硬组织缺损畸形；⑦颞下颌关节疾病
口腔修复科	①牙齿缺损的固定和可摘局部义齿修复；②牙齿缺失的全口义齿修复；③颌骨及面部缺损修复；④颌面外科手术前、手术后修复治疗
预防科	①口腔疾病的预防，如窝沟封闭、氟化物防龋、预防性洁治等；②口腔健康教育；③口腔自我保健方法指导；④牙体、牙周常见疾病的治疗
正畸科	①各类牙齿畸形的矫治；②配合正颌外科手术的正畸治疗
综合科	牙体、牙周、颌面外科常见疾病的诊治
急诊科	口腔颌面部各类急诊疾患的诊治
口腔儿科	①14 岁以下儿童及青少年龋齿、牙髓根尖周病防治、口炎；②儿童牙外伤诊治；③儿童牙齿发育异常；④残疾儿童牙齿疾病诊治
口腔种植中心	种植牙修复
检验科	生化、临检、免疫
放射科	各类 X 光片、B 超、涎腺造影、关节造影、牙齿 CT 等
病理科	头颈部口腔疾病的外科病理诊断
涎腺疾病中心	急、慢性腮腺炎症、口腔干燥综合征、高血压、糖尿病引起的腮腺肿大，腮腺、颌下腺、舌下腺肿瘤等疾病

3. 就诊前要做好哪些准备？

（1）调整心情，愉快就诊。以往的痛苦治牙经历、亲朋好友关于治牙历险的讲述、“白衣牙钻恐惧症”等都会使人产生看牙科的焦虑。提起看牙，大多数人都有不同程度的紧张和恐惧，这些都使患者不能很好地配合治疗，给医生与患者双方都会带来潜在的压力。其实，现代牙科技术可以让患者的治牙过程不那么可怕，牙科医生也会用各种方法安抚患者的紧张情绪，人们完全没有必要过分焦虑。患者要充分信任医生，以积极、乐观的态度面对牙科治疗，减轻压力、学会放松，忘掉以往那些不好的记忆。

（2）吃好早饭。除需要空腹抽血做特殊化验检查的患者外，一般人都应吃好早饭再去就诊。有的人因为牙疼等原因晚上休息不好，早上起得很晚，不吃早饭就匆忙去医院看病。坐上牙科诊疗椅，看见牙医拿起牙科器械就紧张得头冒虚汗、手脚冰凉，甚至出现神志不清等低血糖症状，让医生无法治疗。为了避免这种情况，看病前应吃好早饭。

（3）刷牙、漱口。饭后看牙，请不要忘记先刷牙，多漱口。带着满口的食物残渣和大蒜口气去看牙实在是不够礼貌，彼此尊重才能建立和谐的医患关系。牙齿上挂着辣椒皮、青菜叶和饼干渣去看病，不仅会让医生不舒服，而且会延长您的就诊时间。因为医生先要花费很多的时间去除堆积在您牙齿上的食物残渣，才能看清牙齿的情况。

（4）准备好病史、病情资料。就诊时，医生一定会先询问您的病情和病史。真实完整的病情和病史有利于医生做出正确的诊断和治疗计划。所以在医生问诊时，您应该不夸大、不隐瞒病史。病史就是得病的全过程，包括：什么时候开始，经过多长时间，症状中间是否有加重或反复，自己是否做过一些处理和口服药品，是否曾去治疗，治疗的简单情况，目前的治疗状况如何，是否有系统性疾病（高血压、冠心病等），是否有药物过敏等。如果以前有过牙齿的就诊记录，尽量保留病历和X光片，并带给医生看，不仅可以减少您的叙述时间而且更加准确。病情就是您有哪些症状或者不舒服的情况。您的叙述尽管可能不太专业，但还是应该尽量清楚。以牙痛为例，要说清楚您是左侧还是右侧痛，是白天痛还是夜间痛，是自发痛还是冷、热刺激后痛，是持续痛还是阵发痛等。

（5）带好相关证件。很多医院都已经实行先建立诊疗卡再挂号看病，建立诊疗卡时需要患者提供身份证或驾驶本等有效证件，如果是医保的病人还需要携带医保本、医保卡。

4. 看牙为什么经常需要拍X光片？

患者到医院就诊检查后，医生经常会告知需要拍X光片。但很多人都不明白为什么看牙还要拍片子。口腔X光片到底有哪些用处呢？

X光检查可以提供一般检查方法不能提供的信息，如牙齿髓腔的形态，龋坏的情况，牙根的粗细及弯曲程度，有无多生牙或先天缺牙，根尖周病变，牙周病病变范围，牙外伤的情况，根管治疗情况，让医生了解乳牙根吸收以及恒牙胚的情况等，是医生治疗检查牙齿基本和必须的一种手段。

5. 怎样看懂病历记录？

到口腔科看过牙的人都想弄明白自己的病历上写了什么，而对医生书写的符号和术语又看不懂，以为没有治完的牙已经结束治疗了，甚至有时还会引起误会。在这里，简单地向大家介绍一下看牙过程中口腔医生在病历书写中经常使用的一些符号和术语。

（1）乳牙（奶牙），分别用罗马数字的“Ⅰ、Ⅱ、Ⅲ、Ⅳ、

Ⅴ”来表示；恒牙（大人牙），分别用阿拉伯数字的“1、2、3、4、5、6、7、8（智齿）”来表示。

（2）“十”左上角的部位代表右侧上牙，右上角的部位代表左侧上牙；左下角的部位代表右侧下牙；右下角的部位代表左侧下牙。例如，“Ⅳ|”，表示正在治疗的是右侧上面的第四颗乳牙；“|6”，表示正在治疗的是左侧下面的第六颗恒牙（图6）。

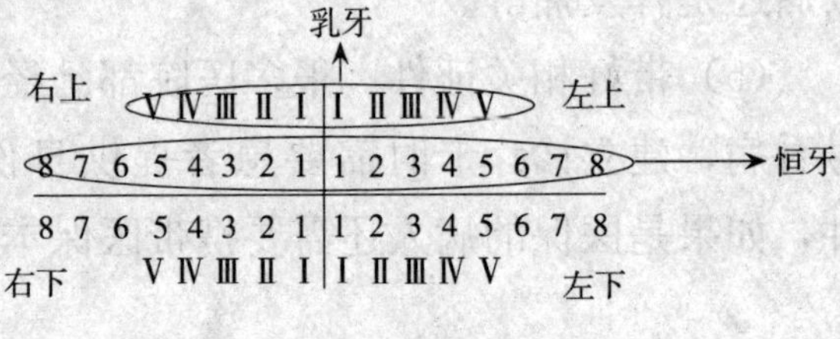

（1）牙位示意

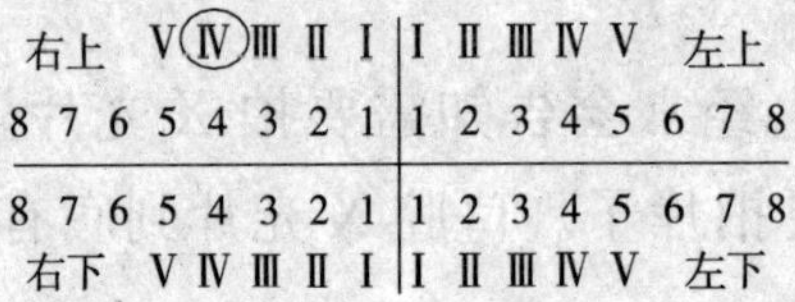

（2）表示右侧上面的第四颗乳牙

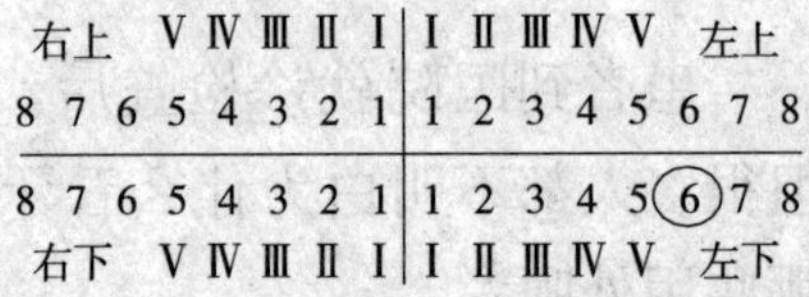

（3）表示左侧下面的第六颗恒牙

图6 牙位示意图

特别提示

图中牙齿的位置（简称牙位）的记录方式是医生面对患者时写的。所以，记录中右侧的牙位表示的是左侧的牙，左侧的牙位表示的是右侧的牙。

（3）几个常用的英文缩写字母，如M、O、D、B。通常将牙齿以口腔正中为中线分为左右两侧，就每颗牙齿而言，离中线近的部位称为“近中”，用“M”来表示；离中线远的部位称为“远中”，用“D”来表示；上下牙咀嚼食物的那个面（指后牙），称为“咬合面”，用“O”来表示；牙齿靠近颊侧（腮帮子）的面，称为“颊面”，用“B”来表示。用这些符号和字母，医生就可以准确地表示出正在治疗的牙齿及部位。例如，“7^{M}|龋”，表示患者的右下第七颗恒牙的近中部位患有龋齿；“|6^{B}龋”，表示

患者的左上第六颗恒牙的颊侧部位患有龋齿；“$\overline{^{\circ}6|}$龋”，表示患者的右下第六颗恒牙的咬合面患有龋齿。

（4）牙髓炎。由于龋齿破坏得较深，细菌已经感染到牙髓并引起牙髓的炎症，需要对牙髓进行治疗，比早期的浅龋治疗要复杂一些。

（5）根尖周炎。表示由于龋齿等原因，不仅引起牙髓的炎症，而且已经发展到牙根尖周围组织的炎症，治疗起来就更复杂了。

（6）牙髓失活。牙髓炎或需要进行牙髓治疗时，杀死牙神经的过程。此时表示治疗并没有结束，应按医生嘱咐的时间复诊。

（7）开放。牙髓炎或根尖周炎时，在治疗的牙内放入蘸有消炎药的棉捻或棉球，消除炎症。一般需要经过 3～4 天再次复诊治疗。

（8）充填。指用补牙的材料将牙洞补上。常用的充填材料有银汞合金和光固化复合树脂。

特别提示

每次看牙后，不要忘记问一下医生，治疗是否全部结束了，还需要不需要复诊。并记住下一次复诊的时间，以免延误治疗。

第三篇

常见口腔疾病

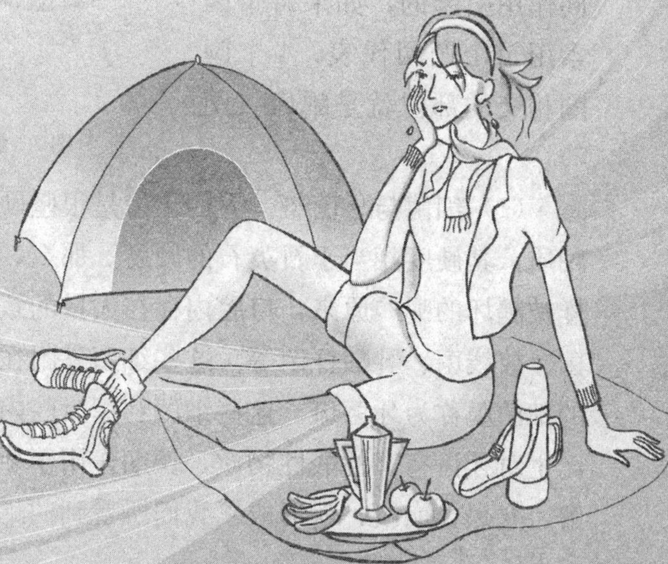

一、牙体牙髓科

1. 龋齿是怎么发生的?

龋齿俗称“虫牙”，也有叫“蛀牙”。即认为是虫子把牙齿蛀坏的。其实，龋洞里并没有虫子，蛀牙的说法是不科学的。龋齿是在口腔内细菌的作用下，牙齿硬组织脱钙和有机质分解，牙齿表面逐渐被破坏、崩解形成龋洞的一种疾病。龋齿是口腔常见病和多发病，是被世界卫生组织列为重点防治的疾病之一。龋齿是一种多因素的疾病，主要由细菌、食物、牙齿和时间 4 个因素共同作用引起的，如果每个因素用 1 个圆圈代表，4 个圆圈相交的部位就是龋齿（图 7）。

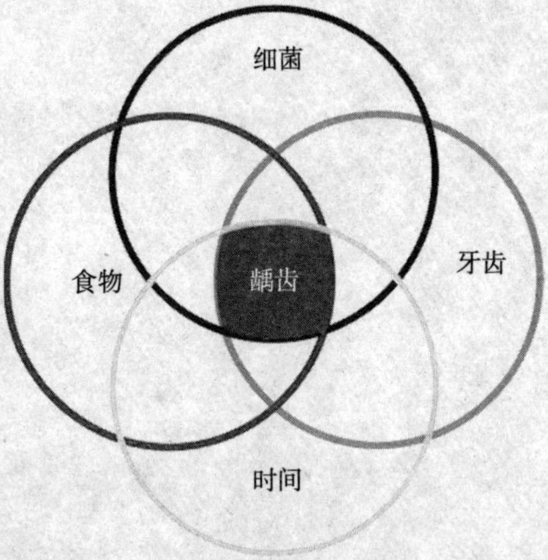

图 7　龋病的四联因素

（1）细菌与牙菌斑。人的牙齿是很坚硬的，牙冠最外层是牙釉质，其硬度相当于石英石的硬度。那么，这样坚硬的牙齿是怎样被龋坏的呢？原来，口腔内存在大量的致龋细菌，如变形链球菌、放线菌、乳酸杆菌等。这些细菌黏附在牙齿表面形成的很薄的细菌膜称为牙菌斑。这些细菌利用口腔内的食物残渣分解发酵产生对牙齿有害的酸性物质，长期作用于牙齿，使牙齿硬组织溶解、变黑、崩溃，就形成了我们所看到的龋洞。

（2）食物。食物中的碳水化合物，特别是蔗糖类的食品很容易被细菌代谢利用，形成牙菌斑和产生有机酸。儿童的一些不良习惯，如每天吃糖过多，睡觉前吃完糖而不及时刷牙等，对牙齿的危害都很大。

（3）牙齿本身的原因。牙齿发育钙化程度及解剖结构与龋齿的发生有关。牙齿钙化程度低、表面凹凸不平、牙齿排列不齐等，就容易积存食物残渣，且很难清除。

（4）时间。不论是细菌产酸、糖的发酵，还是牙菌斑的形成，都需要经过一定的时间使牙齿逐渐被龋蚀，并最终形成龋洞。如果人们能及时地清除食物残渣和附着在牙齿表面的牙菌斑，就可以有效地预防龋齿的发生。

2. 牙齿哪些部位最易发生龋洞？

牙齿表面有些地方不易得到清洁，细菌、食物残屑易于滞留，由于菌斑积聚较多，容易导致龋病的发生，这些部位就是龋病的多发部位。如磨牙咬合面的窝沟点隙、上切牙舌面窝沟、两牙之间的接触面，以及牙颈部（牙与牙龈交界的地方），都是容易发生龋坏的部位。另外，当牙齿排列不整齐时，如牙扭转、重叠、倾斜以及牙过长造成的间隙处，也容易积聚牙菌斑，因为不易清洁，也是龋齿多发的部位。

3. 为什么要尽早治疗龋齿？

龋齿是一种慢性的进行性、破坏性疾病，不能像身体其他损害那样自行愈合，只能用人工材料进行修复。从龋齿的发展规律看，龋齿由浅变深，龋洞由小变大（图 8、9）。在龋洞初期，病人无任何症状，往往在医生检查时才被发现。较浅的龋齿治疗很

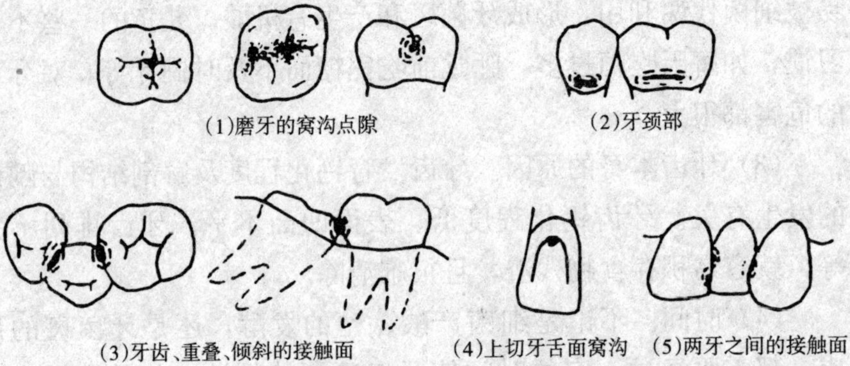

图8　龋齿的多发部位

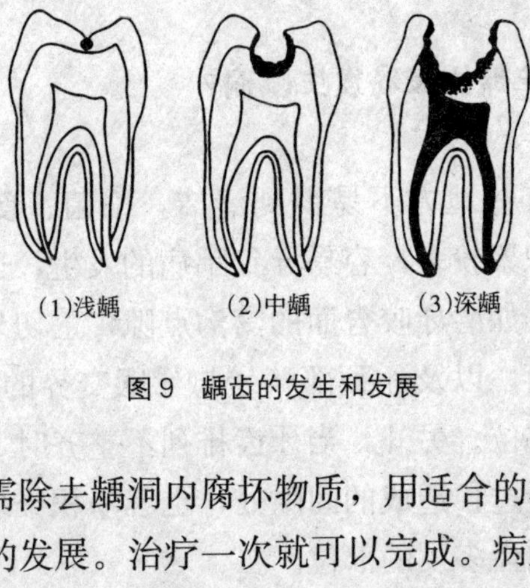

图9　龋齿的发生和发展

简单，医生只需除去龋洞内腐坏物质，用适合的材料补起来，就可以阻止龋洞的发展。治疗一次就可以完成。病人既没有太多痛苦，又无需花费很多时间和费用，这是最好的治疗时机。然而，很多病人都是在牙痛得不能正常吃饭、睡眠时才找医生，错过了早期治疗的时机，此时治疗过程会很复杂，需去医院多次复诊才能完成，治疗费用和时间大大增加，治疗中患者会有一些痛苦和不适。

所以，为了减少病人的痛苦和治疗成本，建议患者一旦发现有龋齿要及时治疗。同时，养成定期进行口腔检查的习惯。儿童可在寒暑假，每年两次请医生做检查；成年人可以每年一次请医生检查和洗牙。老年人最好半年检查一次。提倡早发现、早治疗；患牙可长期保留，与正常牙有同样的咀嚼功能，并防止病变进一步发展。

4. 龋齿会传染吗？

前面已经讲到龋齿是牙齿在口腔致龋菌、食物等多因素共同作用下产生的。龋齿在特定的环境下有一定的传染性，如母婴之间，小宝宝的口腔内最初是无菌的，但是由于与成人的亲密接触却可能传染病菌。父母与幼儿之间的口腔病菌传播，多数发生在不经意间，特别是在婴儿期阶段。比如，家长为了把握食物温度，习惯性地用嘴接触幼儿的奶嘴、饭碗、勺子等，有些家长，特别是一些老年人，还有咀嚼食物后喂养幼儿的习惯。另外，有些家长习惯亲吻孩子的嘴。这些不良习惯都可能把成人口腔中的细菌传给幼儿。当然，有些幼儿并不一定是父母传染才得的龋齿，幼儿不会漱口，加上不合理的饮食与卫生习惯，日积月累也可能在后天导致龋齿发生。

5. 龋齿一次能治好吗？

在门诊就医过程中，患者经常会有这样的疑问，上次补牙一次就看完了，为什么这次却要反反复复去医院好几次？

从龋齿的发展规律看，龋齿由浅变深，龋洞由小变大。龋齿是否能一次补上，很大程度上取决于牙齿龋坏的程度。早期龋齿病人无任何症状，治疗过程相对简单，医生只需除去龋洞内腐坏物质，用合适的材料补上，就可以阻止龋齿的发展。一般治疗一次就能完成。病人既没有太多痛苦，也花费不了多少时间和费用。

对于龋坏程度较严重的患者，因龋坏组织距离牙髓较近，治疗方法会不同于程度轻者，不可能一次补上。除此之外，治疗方法和治疗次数的选择还要考虑其他因素，如患者的年龄、牙齿龋坏类型、治疗时的反应等。即使是同样的龋坏深度，治疗方法也有可能不同。如年轻恒牙急性深龋，就需要一段时间的护髓治疗，无症状后再进行充填；而有些深龋也可以一次充填完成。

6. 补牙前为什么要钻牙？

很多人都对补牙前的钻牙很恐惧，但这是补牙前必经的过程。那么，为什么要钻牙呢？健康的牙齿是身体中最坚硬的组织，当牙齿发生龋坏时，牙齿硬组织会逐渐崩解形成龋洞，内有大量的龋坏组织及细菌。龋齿的治疗需要利用锐利的器械，依靠高效率的快速钻磨去除被感染部位的牙体及腐坏组织，才可能终止龋病的发展，防止龋病的再发生。钻牙的另一个目的是将已去净龋坏的窝洞修整成一定的洞形，使补牙材料能牢固地固位，并能承受一定的咀嚼压力而不松动、不脱落和不劈裂。

浅的龋洞在钻牙时不会有痛感，中等深度的龋洞在钻牙时会有轻度的酸痛不适感，这时患者应采取积极合作的态度，使浅龋和中龋能够一次治疗完成，并能得到较好的治疗效果，补好的牙齿，依然非常好用。如果已经发展成牙髓炎的患者，医生会采取麻醉措施，钻牙时患者就不会感觉到疼痛。至于根尖炎患者，由于牙髓神经已经坏死，钻牙时不会有痛感。而且若根尖炎化脓时，打开髓腔会产生如释重负的感觉，原先的疼痛会减轻。

因此，当医生因治疗需要钻牙时，患者要消除顾虑和紧张情绪，积极配合。

7. 龋坏的小洞磨完后为什么会变成了大洞？

龋齿的发展与牙齿解剖结构有关。有些龋齿表面上看起来洞很小，但内部结构已经破坏很大，所以，治疗时除了必须去除龋坏组织，还要去除上方已经失去功能、不能再承受咬合力的悬空釉质，并预备成一定的形态，以利固位并防止出现充填物脱落等情况，因此这种龋齿开始看似小洞，但磨完后就成大洞了。

8. 怎样选择补牙材料？

牙齿经过各种复杂的治疗以后，需要把牙洞充填好，才算完成了治疗的过程。因此，使用哪种材料补牙对巩固治疗的效果、长期保存患牙很重要。一种好的补牙材料不仅能恢复患牙的咀嚼功能，达到美观的要求，同时也保护了残存的牙体，使其不致再被破坏和折断，以达到长期保存患牙的目的。

目前补牙的材料种类大约有十几种，一般可将这些材料分为金属（银汞合金类）和非金属（牙色材料）两大类。非金属材料又包括复合树脂、玻璃离子水门汀、复合体等多种类型。补牙时，医生会根据牙齿的位置、损坏的部位、范围与深度以及患者的意愿选择材料。一般前牙修复，多考虑美观，应选用与牙齿颜色一致的牙色材料，如复合树脂、复合体等；后牙修复，主要是恢复牙齿的咀嚼功能，多用耐磨抗压的材料，如硬度高的树脂材料或传统的银汞合金类材料；儿童和老年人的根面龋，根据其特点可以选择黏度强的玻璃离子材料。

9. 补牙后要注意什么?

补牙在医学上称为充填，是牙齿治疗的最后一个步骤。牙齿因龋坏、牙痛和牙根肿胀等疾病，经过各种治疗后，需要将龋洞补好，恢复牙齿原有的形态，使其行使正常的咀嚼功能。

前面讲过补牙的材料一般分两类，下面再分别说说补完这两类材料后的注意事项。①复合树脂，黏固粉类的非金属材料，在医生充填以后凝固的程度大约只达到80%左右，24小时以后才能完全凝固。因此，使用这些材料补牙以后，可以先吃较软的食物，24小时以后才能正常使用。如果是前牙的切端缺损、大面积缺损充填，就尽量不要用患牙啃咬硬的食物，以延长其使用时间。②银汞合金是金属材料，充填后2小时内不能进食任何食物，24小时之内不用该牙咀嚼硬的食物，以免造成充填材料变形、折断或脱落。牙齿经过复杂的牙髓治疗以后，由于失去了部分营养来源，牙质会逐渐变脆，容易折断。因此，经过牙髓治疗的牙齿虽然可以恢复正常的咀嚼功能，但在咀嚼较硬或韧性大的食物时容易造成牙齿劈裂、折断，因此，最好做冠修复。

简单的龋洞小而浅，充填后没有任何不适感；若龋洞较深，即使在充填材料下方垫有药物，有时也还难免会出现轻微的冷热不适感。这段时间尽量不进食过冷、过热的食物刺激牙髓，经过2～3周，一般不需处理症状会逐渐自行消失。若经过数月后，症状仍不缓解或无任何刺激出现疼痛，说明保髓治疗失败，应再次请医生做诊治。

经过杀神经治疗的牙齿，由于牙髓腔及根管内放入药物等原因，会出现术后反应，即在短时间或1周左右出现疼痛或肿胀。这是正常的治疗反应，患者不必惊慌，只要服用一些消炎镇痛的药物，一般可以自行恢复正常。若疼痛或肿胀严重，服消炎药物仍不见效，可请医生做局部消炎止痛的处理。如用红外线、激光等物理疗法，1 周左右即可恢复正常。

10. 引起牙疼的原因有哪些?

引起牙疼的原因较多，主要有以下几大类：

(1) 龋齿（虫牙）。主要表现为刺激痛，即遇冷、遇热引起的疼痛。

(2) 牙髓炎（牙神经发炎）。龋齿或外伤侵及牙神经后导致急性牙髓炎，是因为髓腔内的压力增高，炎症物质无法得到彻底引流，压迫神经造成的。

(3) 根尖周炎（牙根尖发炎）。急性牙髓炎没有得到及时治疗，炎症继续向下发展导致牙根尖周围组织发炎，急性发作时会导致剧烈的疼痛。

(4) 牙周组织炎症。牙齿与牙龈之间由于长时间聚集牙菌斑和牙石造成牙周病，有时会因为身体抵抗力下降而急性发作形成急性牙周脓肿。

(5) 智齿冠周炎。第三恒磨牙一般在 18 岁以后开始萌出。由于这颗牙经常没有足够的空间萌出，因而形成错位萌出。萌出过程中智齿被牙龈瓣覆盖形成一个盲袋，食物残渣容易聚集在此处而难以清洁，因此这里经常会反复发炎。

(6) 楔状缺损（牙齿颈部磨耗症）。因长期不正确的刷牙方式、酸性物质刺激、牙齿发育不良等原因造成牙冠和牙根结合部（即牙颈部）的楔形缺损，每当遇到冷热刺激时便会传递到牙神经，而引起一过性的疼痛。

(7) 牙隐裂、牙折裂。当牙齿咬到过硬的食物或异物，经常容易发生隐裂，引起疼痛。隐裂很难查出，以至裂开才被发现。

11. 为什么说“牙痛不算病，痛起来真要命”？

经常听人们说“牙痛不算病，痛起来真要命”。牙痛起来为什么那么剧烈，使人睡不好觉、吃不好饭，难以忍受呢？如果我们了解牙齿的结构，就不难理解这个说法的原因了。人的牙齿是一个硬的组织，牙齿中间有牙髓，俗称牙神经（图 10)。牙髓组织有丰富的神经和血管，牙髓在四周坚硬的牙质中间的牙髓腔内。当牙髓发炎时，炎症会引起充血、水肿；由于牙髓周围是硬组织，充血和水肿的牙髓产生的炎性渗出物无法向外排出引流，牙髓腔内的压力便会急剧增高，压迫刺激神经而产生剧痛。如果牙髓发炎后没有得到及时的治疗，炎症会继续向下发展，导致牙根尖周围组织发炎，急性发作时会导致更加剧烈的疼痛。

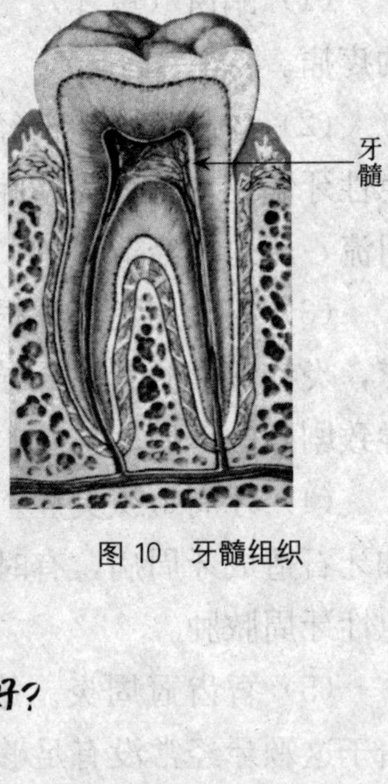

图 10　牙髓组织

12. 牙痛时为什么吃止痛药效果不好？

大多数牙痛是由于牙髓发生炎症造成的，牙髓炎引起疼痛的原因是牙髓腔内的高压，不及时减压就难以止痛。此时，仅靠吃口服药很难达到止痛效果。所以，当发生牙髓炎时，最好是找牙科医生对患牙进行减压引流，缓解疼痛。

13. 牙痛时为什么会分不清是哪颗牙在痛？

支配牙髓的神经来源于三叉神经，这个神经在牙髓中仅能感受疼痛而没有定位功能，而且在进入牙齿之前存在交叉现象。所以当牙髓发炎时，疼痛经常沿着三叉神经区域放射，表现出的是整个患侧的疼痛，所以人们很难确定是哪一颗牙在痛。

14. 牙神经发炎是怎么回事？

当牙齿患了某些疾病以后，如龋病、牙面磨损、牙根外露、牙齿外伤折断、牙隐裂、牙周炎等，细菌及其毒素就会通过较薄的牙本质进入到牙髓腔内，使牙髓感染而产生炎症，称为牙髓炎（图 11），也就是通常说的牙神经发炎。

牙髓炎有急性和慢性两种，慢性牙髓炎的主要表现就是对冷、热刺激产生较长时间的疼痛。即使刺激停止了，疼痛的症状也不会在短时间内消失。急性牙髓炎在没有任何刺激的情况下会产生自发性疼痛，若遇到稍冷或稍热的刺激，就会产生剧烈而难以忍受的疼痛，患者常会不能入睡，坐卧不安，疼痛难忍，又往往不能指出患牙，服用止痛和消炎药物也不见效。这时，必须请牙科医生对发炎的牙神经进行治疗。

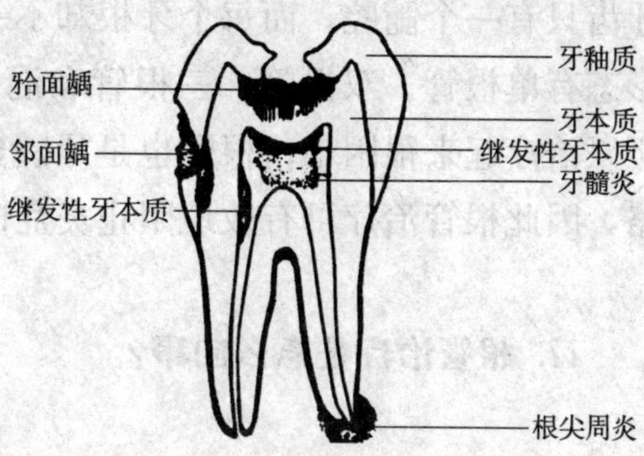

图 11　牙髓炎、根尖周炎

15. 牙根发炎是怎么回事？

牙根发炎医学上称根尖周炎。牙根发炎实际上是牙齿的根尖周围组织发生的炎症，多由牙髓炎发展而来（图 11）。细菌通过牙髓或牙周组织使根尖周围组织发生炎症。此外，还可由牙周感染、牙体外伤或因根管治疗的化学药物刺激而引起，出现急性或慢性炎症症状。急性根尖周炎早期一般表现为咬东西痛，不敢咬牙；感觉患牙浮动，不敢咬合等；能指出患牙位置；患牙区牙龈红肿，有压痛；淋巴结肿大，甚至出现体温升高、乏力等全身症状。慢性根尖周炎一般没有明显自觉症状，偶尔有咀嚼时轻度痛，牙冠会因牙髓坏死而变色，有的患者根尖区牙龈可见有小脓包（瘘管）。

对于患有根尖炎症的牙齿，要尽早进行根管治疗（俗称牙根治疗），控制感染，缓解疼痛，防止病变扩散。对无保留价值的牙齿，需及时拔除。

16. 什么是根管？

根管位于牙根内，是连接牙髓腔与根尖周组织的通道。每颗牙齿只有一个髓腔，而每个牙根却不一定只有一个根管。根管的形态有单根管、双根管、三根管和混合型等，因为其形态复杂，所以治疗起来很困难；根管也是牙髓炎发展成根尖周炎的必经之路，因此根管治疗可有效地阻止炎症向根尖周组织扩散。

17. 根管治疗是怎么回事？

根管治疗俗称牙根治疗，这是一种复杂而有效的治疗方法（图 12）。当牙齿有了龋洞未及时治疗，牙神经发炎、坏死，根炎周围组织发生炎症时都需要做根管治疗。

根管治疗是将发炎、坏死的牙神经以及大量的细菌和腐败物质，用专用器械彻底清除干净，消毒后放上根管充填药物，有时需要将药物通过根管送到根尖周围，治疗根尖病变。药物填充到根管内永不取出，最后将牙洞补好。

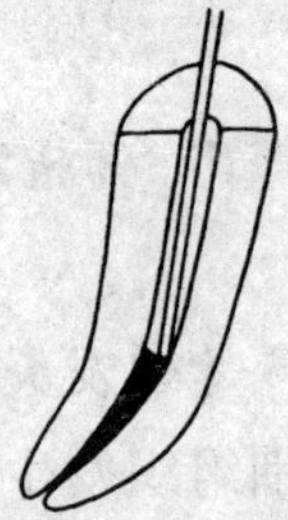

图 12　根管治疗

这种治疗方法是一个复杂、完善、彻底的治疗过程，全部疗程需2～3周，患者需到医院就诊2～3次，每次间隔1周左右，而且一定要按医生约定的时间按时复诊，否则就会因为封药时间过长，药物失效或脱落而引起根管再次感染。不仅会增加治疗的次数，延长了疗程，还会给治疗带来困难，甚至导致根管治疗失败而拔除患牙（图13）。

在根管治疗过程中，由于疾病的程度以及手术操作的原因，患者有时会出现不同程度的治疗反应，如疼痛或肿胀，这些都是暂时的，经过医生的恰当处理以及服用消炎药物，加上患者积极的配合，根管治疗术一般都会顺利地完成。

根管治疗后，患牙有时会在短时间内出现疼痛或肿胀，这是由于牙髓腔及根管内放入药物等原因而出现的一种术后反应，患者不必惊慌。只要服用一些消炎镇痛的药物，一般可自行恢复正常。若疼痛或肿胀严重，服用消炎药物不见效，可请医生做局部消炎止痛的处理。如用红外线、激光等物理疗法，1～2周后可恢复正常。如果长期不能缓解，可再请医生进一步诊治。

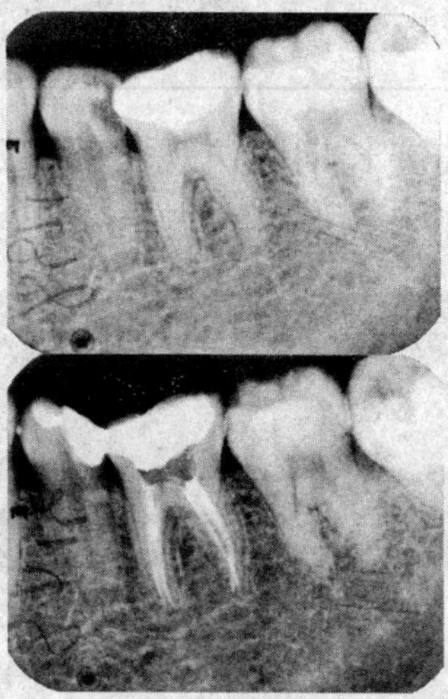
(1)根管治疗前

(2)根管治疗后

图13 根管治疗前、后X光片

特别提示

患者应注意保存自己的病历和治疗前后的X光片（图13）。因为根管治疗后若出现不适，医生需要根据病历记录的诊断和治疗过程进行分析，查找原因，决定治疗方案。

18. 为什么做根管治疗时要反复拍X光片?

一般来说，完成一颗牙的根管治疗至少需要拍2～3张X光片。

拍摄时间	拍摄目的
术前拍X光片	反映患牙及牙周组织的客观情况：根管长度、根尖周牙槽骨密度等。这是医生治疗的依据
术中拍X光片	需要对根管预备情况进行检查，对于难度较大者需要一边进行根管预备一边插针拍摄，以监测根管预备的方向和程度，以求更好的治疗效果
术后拍X光片	为了观察根管治疗是否彻底，根管内充填物是否合适。有助于医生对于治疗效果的判断

对于需要长期随访观察的特殊病例，除了患者的临床表现外，拍X光片也是一项重要的观察指标（图14）。

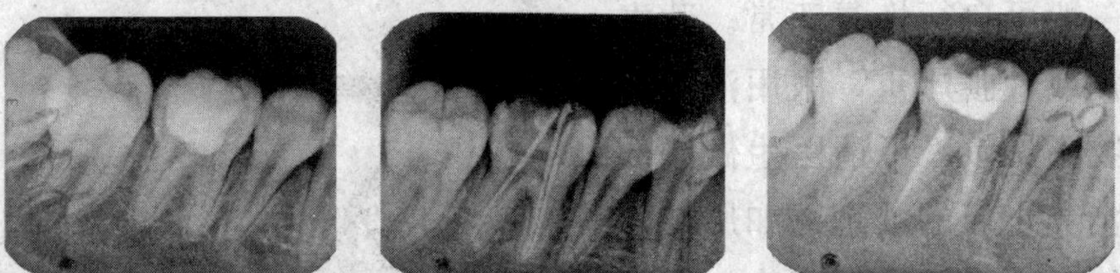

(1)手术前 (2)手术中 (3)手术后

图14 根管治疗

19. 根管治疗一次能治完吗?

如果病变局限于牙髓，可以通过根管治疗后一次完成治疗；如果病变波及根尖，一般要进行根管封药，不能一次根管充填修复。另外，根管是否通畅、牙根数目、弯曲程度等也会影响疗程，可能需要增加就诊的次数。

20. 根管治疗中没有按时复诊怎么办？

牙齿的治疗是一个严格的治疗程序，根管治疗中需要患者按时复诊接受治疗，以配合治疗顺利完成。如果患者因为特殊情况没有按时复诊，间隔时间较短者应与医生联系预约一个较近的时间继续治疗；如果间隔时间较长，暂封药物已经脱落甚至病情加重，应根据情况重新进行治疗。所以，建议患者在治疗过程中尽量按时复诊。

21. 牙床为什么会肿胀？

引起牙床肿胀通常有两个原因，一是由于龋齿未进行及时治疗，细菌及感染物质进一步扩散到牙齿的根尖周组织，引起牙根炎症，患者牙床上会经常出现小脓包。此时，只要积极治疗患牙，脓包一般会愈合；另一个原因是口腔卫生不好，牙龈发炎，出现牙龈充血、水肿、溢脓，这种情况下必须到医院进行洗牙等牙周治疗。

22. 牙齿为什么会发黄或发黑？

正常牙齿的牙本质呈淡黄色，釉质具有半透明性，可以透出牙本质的颜色，而使牙齿呈浅黄色。

牙齿着色一般分为外源性着色和内源性着色两种。简单地说，外源性着色是指牙齿“外在染色”，主要是由于食物色素着色、烟渍等造成，外源性染色牙齿出现的色素沉积通过半年一次的专业洗牙和抛光就能去除。内源性着色，则是由于在牙齿发育时期服用了某种药物或饮用水质等原因导致的牙齿颜色异常，常见的有四环素牙（偏青灰色）和氟牙症（有明显黄色斑块）。内源性着色通过单纯的洗牙或美白没有明显的作用，通常可以考虑采用树脂充填、全瓷贴面和全瓷冠进行美学修复。

另外，还有牙髓病变或者牙齿受过创伤、撞击引起的变色。

临床上常见的牙齿发黑多是由于各种原因引起的牙髓坏死，牙齿失去了正常营养供应，同时坏死分解产物进入牙本质小管，使牙齿变暗发黑。

23. 什么是牙釉质发育不全？

牙釉质发育不全是在牙齿发育期间，因为各种原因，使牙釉质的发育受到影响而留下永久的缺陷。轻者，牙釉质形态正常，无实质性缺损，牙釉质出现白垩状或黄褐色横纹；重者，牙釉质表面出现着色深浅不一的窝或沟状缺损；更严重者，牙釉质呈蜂窝状缺损或完全无釉质，牙冠失去正常形态，可并发龋病或牙折。

引起牙釉质发育不全的原因主要有两个：第一，全身因素：如婴幼儿时期的高热疾病，如猩红热、水痘等；严重的消化不良；母体妊娠时患风疹、病毒感染；严重的营养不良等。第二，局部因素：乳牙严重的根尖周感染，影响了继承恒牙的釉质发育不良。

24. 什么是氟牙症？

正常的牙齿呈淡黄色，有光泽。然而，有些人的个别牙齿或全口牙齿会由于某些原因发生不同程度的变色，影响面部的美观。氟斑牙又称氟牙症（图 15），是在牙齿发育时期，人体摄入过量的氟化物而形成的一种牙齿发育异常。症状轻者的前牙可见到牙面出现无光泽的白垩色斑块或与切端平行的条纹；中度者病变范围加大，病变区出现黄色或深棕色染色；严重者可出现多处小凹或牙质缺损，以至失去牙齿正常形态。

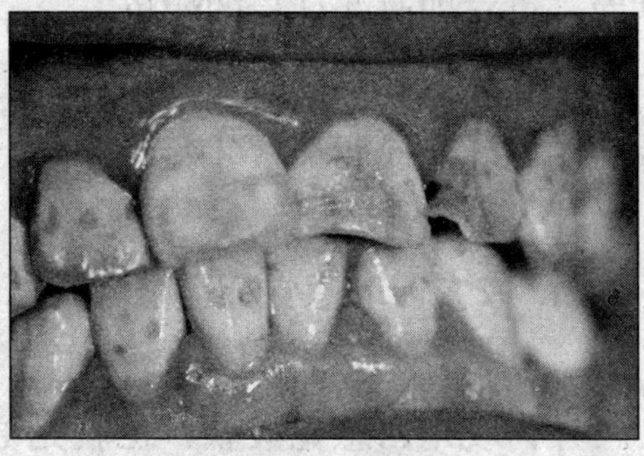

图 15　氟斑牙

25. 什么是四环素牙？

在牙齿发育时期服用了四环素族药物，牙齿的颜色和结构发生了改变的疾病称为四环素牙。四环素牙表现为牙釉质呈现程度不等的黄色、棕黄色或暗棕灰色。变色的轻重与服药的剂量有关，用药剂量越大，变色越重。严重者会伴有不同程度的牙釉质发育不全，影响美观。

26. 治疗牙齿变色的常用方法有哪些？

目前治疗牙齿变色主要的方法有以下几种：

（1）表面脱色法。使用漂白剂过氧化物，如 30％过氧化氢（俗称双氧水）、过硼酸钠等放在牙面上，用热光源，如红外线光照射，经过 2～3 次治疗，由于药物的渗透可使牙齿变白。此法只适用于轻度的四环素牙。对于前牙有较轻染色的氟牙症，可采用 30％的磷酸表面脱色处理。

（2）牙面覆盖法。使用光固化复合树脂修复或做树脂、烤瓷贴面，可立即改变牙齿的颜色。

(3) 牙冠修复法。使用金属牙冠（后牙）、烤瓷牙冠修复较重度的氟牙症或四环素牙。

27. 咬东西时感觉牙齿酸软是怎么回事？

牙齿咬东西感觉酸软，也就是通常说的“倒牙”。通常这是牙本质过敏导致的结果，是由于牙釉质的完整性受到破坏，致使牙本质暴露，如磨耗、楔状缺损、龋病及牙龈萎缩所致的牙颈部暴露，均可能发生牙本质过敏。

28. 嗑瓜子也会损伤牙齿吗？

答案是肯定的。瓜子有质硬而脆的外壳，嗑瓜子时人们通常使用上下门牙的某一固定位置，用力咬开瓜子的外壳。久而久之，在门牙的这一位置就会被磨损，出现小豁口（俗称瓜子牙）（图 16），有时牙齿表面还会出现有小裂纹。

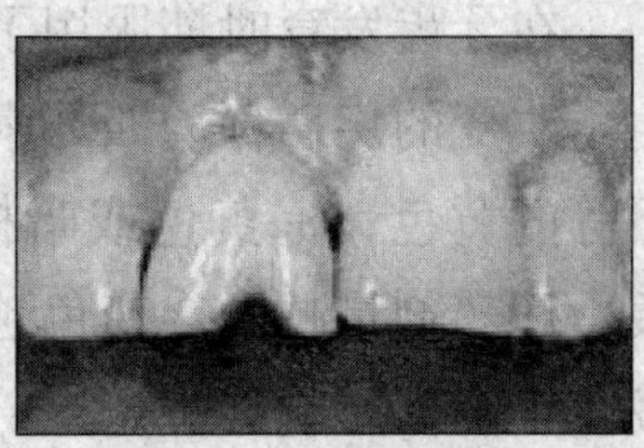

图 16　瓜子牙

29. 牙颈部缺损要不要治疗？

牙颈部缺损通常是指楔状缺损（图 17），因为牙颈部是牙齿硬组织比较薄弱的部位，也是较为敏感的部位，当形成缺损后，通常会引起刷牙敏感或者遇冷热刺激有一过性不适感。深的楔状缺损可能导致牙髓炎症。若不治疗就会进一步发展，引起牙根炎症。

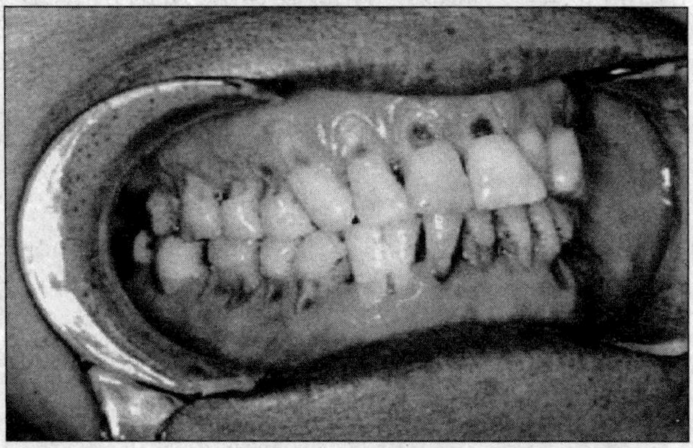

图 17 楔状缺损

30. 什么是畸形中央尖？

畸形中央尖是在双尖牙（前磨牙）的颊舌牙尖中央处，突起的一个圆锥形牙尖（图 18），平均高度为 3 毫米左右，直径约 2 毫米，牙尖或细尖或圆钝，中央尖内多有牙髓组织突入。多数中央尖左右侧对称出现，下颌双尖牙较上颌双尖牙发病率高。细而高的中央尖在牙齿刚刚萌出后承受咀嚼力大，所以易于折断，细菌和毒素可从折断部位的牙体硬组织微孔或暴露的牙髓进入髓腔，继发牙髓感染、牙髓坏死或根尖炎症，影响牙根的继续发育。人们有时遇到原因不明的双尖牙区疼痛、肿胀，牙齿表面完整、无龋坏，经医生仔细检查，可发现牙齿中央部位有直径 2 毫米的圆圈，周围有深色的环，中心有褐色小点，这是畸形中央尖折断的痕迹。

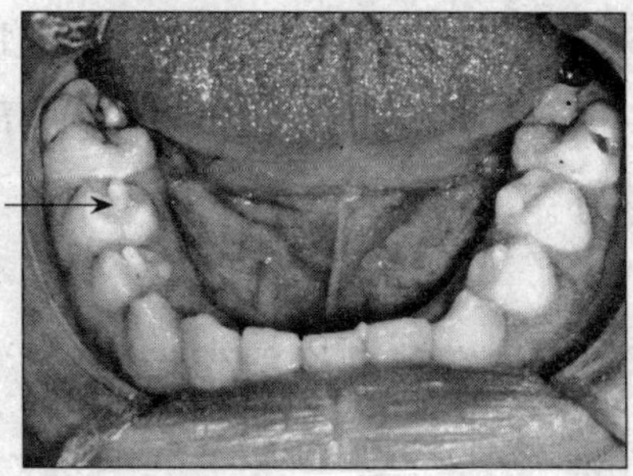

图 18 畸形中央尖

畸形中央尖折断，往往发生在牙齿萌生后不久，即上下对颌牙刚有咬合接触的时候。此时，双尖牙牙根发育尚未完成，有些牙根只形成了一半。牙髓感染后牙根停止发育，医生治疗上很困难。因牙根过短，无法承受咀嚼力，不得不拔除。因此，如发现儿童牙上长了畸形中央尖，应尽早到医院接受治疗。

31. 牙缝过大可以补救吗?

牙齿缝隙过大会引起食物的嵌塞（俗称塞牙），会给很多人带来不适感。一般牙缝大主要有两种情况：第一种，牙龈萎缩，牙根暴露，两牙牙冠部分还有接触点，引起食物水平嵌塞。这种情况一般不需要充填材料，可以通过牙线清理食物的残渣。第二种，牙体缺失，特别是前牙，严重影响面部的美观。可根据情况，做树脂贴面或烤瓷全冠修复以恢复牙间隙。如果是后牙，可以全冠修复以恢复接触点。而不是很多患者想象的那样简单"塞"一块材料就可以堵住间隙了。

32. 牙根折断是怎么回事?

牙根折裂多见于牙根完全形成的成人恒牙。引起牙根折断的外力多为直接打击和面部着地时的撞击。按其部位分为根尖 1/3 折、根中 1/3 折和根颈 1/3 折（图 19）。一般认为根折越靠近根尖，预后越好。

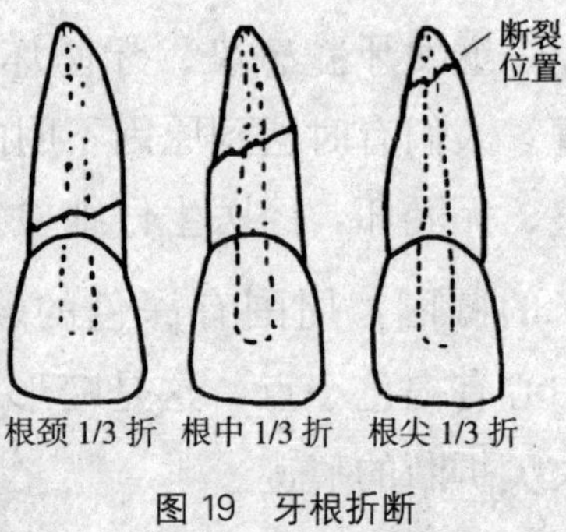

图 19　牙根折断

33. 劈裂牙还能保留吗?

发生劈裂牙的主要原因主要有两个，一是由于牙齿出现了严重的龋坏，牙冠周围比较薄弱，所以容易劈裂；二是因为牙齿经根管治疗（杀神经治疗）后，牙质变脆，因此也易劈裂。

牙齿劈裂后，应尽快到正规的医院口腔科就诊，通过临床和X线检查，确定牙齿是否可以保留。如果牙齿劈裂仅涉及牙冠，牙周情况较好，不伴有牙根劈裂的可以保留。治疗计划视劈裂的程度而定，一般能保留的劈裂牙尽量保留，不能保留的医生会建议尽早拔除。

34. 外伤后牙齿松动还能恢复吗？

外伤因所受外力不同，致使牙齿松动的程度不同。外伤引起的牙齿轻度松动，不需治疗可以自己恢复；有些外伤后牙齿松动，虽较严重，但通过适当治疗也可以恢复。

外伤造成牙齿松动时，若是轻度的松动，应避免使用患牙，减轻患牙的负担，经一段时间后，牙齿即可恢复到稳固状态。如果牙齿松动严重或脱位、移位时，应把牙齿进行复位固定，结扎固定于相邻的牙齿上，同时注意保持口腔卫生，短期内禁止使用患牙。牙齿外伤处理后，应定期复查，密切关注病情的变化。

35. 牙齿有裂纹需要治疗吗？

牙齿裂纹多是发育的薄弱部位，或者是因为长期咀嚼过硬的食物、外伤撞击等因素造成的。浅的裂纹发生在牙齿表层，没有不适感，所以不易发现；裂纹较深时可有咬物酸痛感。一旦发现牙齿裂纹，应尽早进行检查和治疗，防止裂纹进一步发展，导致牙髓感染、牙齿折裂等不良后果。一旦发展到牙齿劈裂的阶段，很可能就需要拔除牙齿了。

二、牙周科

1. 什么是牙菌斑，牙菌斑有哪些危害？

牙菌斑是一种附着在牙齿表面上的细菌薄膜。牙菌斑内繁殖着大量有害细菌，很容易在粗糙的牙面上、牙齿窝沟内、相邻的牙齿间，以及一些不易清洁的区域内形成（图 20）。牙菌斑与牙面黏附很紧，一般漱口、冲洗都不能把它清除，人工清洁后 6 个小时又会重新形成。

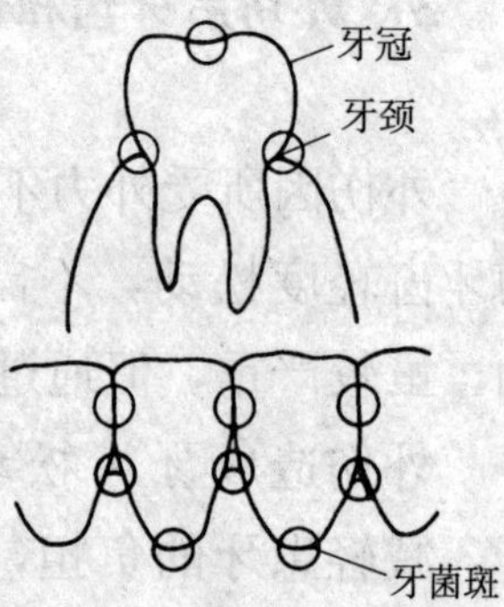

图 20　牙菌斑易附着的部位

牙菌斑内聚集的一些致龋性强的细菌能产生酸，使附着的局部牙面酸度增加，而使牙齿脱钙形成龋齿。牙菌斑内多种细菌产生的酶和毒素等，还会破坏牙龈组织，导致牙龈炎，进而发展成牙周炎。因此，牙菌斑是引起龋齿和牙周病的主要致病因素。

2. 牙龈出血是怎么回事？

引起牙龈出血的主要原因是牙龈的炎症（图 21）。牙菌斑长期滞留在牙面上，细菌和细菌产生的大量毒素就会附着在牙龈上，或者穿过牙龈进入到深部组织，引起牙龈内部血管充血、血液循环障碍，导致牙龈表面发生糜烂、溃疡，以至于微小的刺激即可引起牙龈内部小血管的破裂和出血。所以，人们在刷牙或咬硬物时牙龈会出血。

特别需要引起重视的是，有的牙龈出血不仅是局部牙龈的炎症，还是全身疾病在口腔中的表现，如各种血液病（白血病、血友病、白细胞数量和功能异常等）、高血压、糖尿病、艾滋病等都会出现牙龈出血和疼痛的症状。因此，牙龈出血疼痛时，应及时到医院检查治疗，以免延误病情。

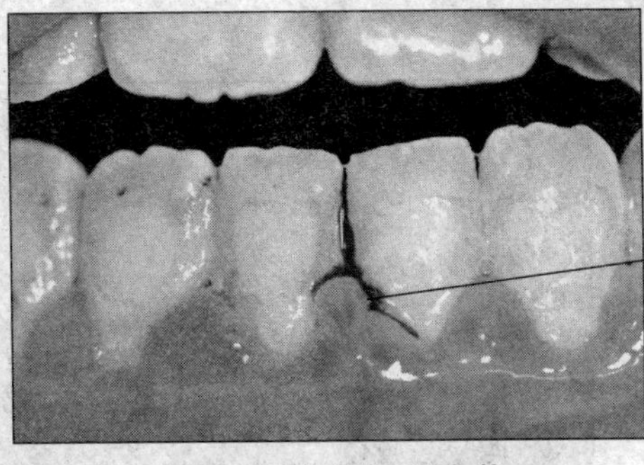

图 21　牙龈出血状

3. 哪些原因会引起牙龈炎？

原　因	说　　明
局部刺激因素存在	如牙石、不良修复体、口呼吸、食物嵌塞
性激素改变	如青春期、月经期、妊娠期的内分泌改变
糖尿病	身体抵抗力降低，牙周组织发生改变，常出现牙龈出血、牙龈肿胀、牙齿松动等
血液性疾病	白血病、再生障碍性贫血等

4. 怎样判断是不是得了牙龈炎？

牙龈炎是牙周疾病中最常见的一种，发病率很高（图 22）。一旦发生了牙龈炎，最常见的表现是牙龈出血。这种出血属于刺激性出血，即在刷牙、吃东西时都可会发生牙龈出血，且出血量少，可以自行止住；与一些全身疾病，如血液病引起的出血有本质上的不同。除此之外，牙龈炎还可表现为牙龈充血、牙龈肿胀增生等。

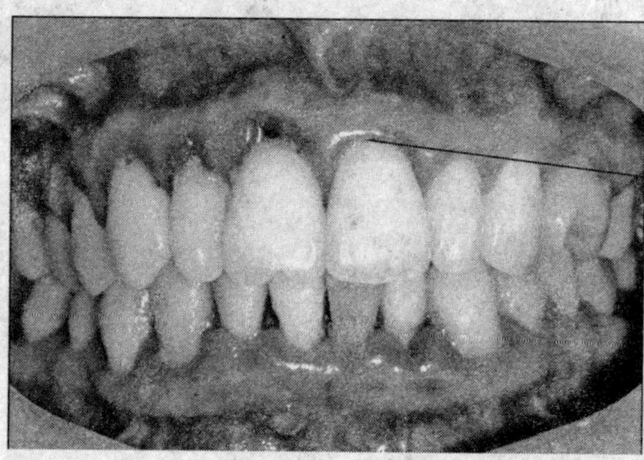

图 22　牙龈炎症状

5. 什么是牙周炎?

牙周炎是牙齿周围组织（包括牙龈、牙槽骨）在牙菌斑的作用下发生的炎症、破坏。通俗说就是牙床长期发炎，牙槽骨因为炎症一点一点被破坏了，最终导致牙齿松动、脱落，是一种常见的口腔疾病（图 23)。

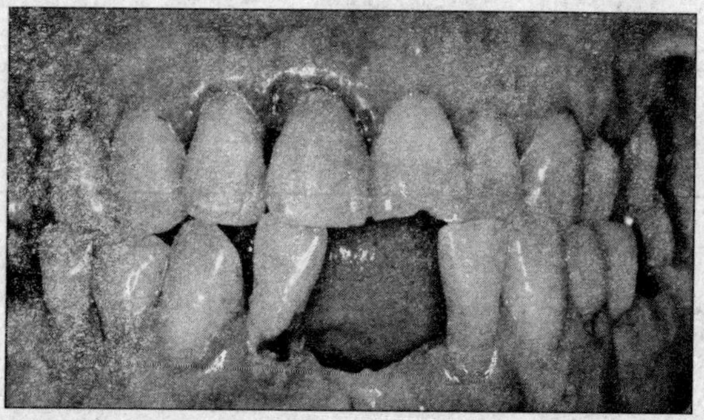

图 23　牙周炎症状

6. 牙周炎怎样治疗?

治疗牙周炎多以局部治疗为主。首先，是除去牙龈上看得见的黑褐色牙石。通常，医生会通过牙周洁治术去除这些牙石，就是俗称的洗牙；然后，除去牙龈里面看不见的牙周袋内牙石，这种龈下牙石的颜色是暗红或黑色的，这样的治疗叫做刮治术。经过这些基础治疗后，牙龈红肿可以消退，牙龈出血和牙周袋溢脓可消失。上述治疗后如疗效不好，则需进行牙周手术。对于病情严重、牙周组织破坏较多、无法保留的患牙，则需要拔除。

牙周炎早期治疗效果好，能使病变减缓或停止发展。若长期不理睬、不治疗，当牙周炎发展到晚期牙齿出现松动时，已经错过了最佳治疗时期，牙槽骨已经因为炎症破坏很长时间，有些牙就无法保留，只能拔掉。因此，当牙龈出现红肿、不适等早期牙周炎症表现时，应及时到医院治疗。

7. 哪些疾病对牙周组织有影响?

在牙周病发病中身体的其他因素也不能忽视。因为身体的其他疾病能降低或改变牙周组织对外来致病因素的抵抗力，增加机体对细菌及其产物致病的易感性，加速牙周疾病的发生和发展。

（1）糖尿病。糖尿病患者经常伴有牙周病变及一系列口腔不适症状。如牙龈呈深红色，肿胀易出血，反复出现牙周脓肿，牙石沉积快而多，牙周膜易受损害，牙周袋很快形成，牙齿松动等，甚至有的糖尿病患者早期全口牙都掉光了。虽然糖尿病可加重牙周破坏，但是彻底而有效的牙周治疗反而有利于糖尿病患者病情的改善。

（2）血液病。一些血液病，如白血病、再生障碍性贫血等，也可使患者的牙周病情加重。患有白血病的病人，由于抗感染的能力下降，牙龈显著肥大，自发出血；各种严重的贫血病也可加速牙周组织的破坏。

（3）遗传性疾病。一些遗传性疾病，如掌跖角化综合征、先天愚型综合征（DOWN综合征）的患者常伴有严重的牙周病。

8. 牙周病对全身健康有哪些影响？

牙周病这一口腔疾病中的常见病、多发病除了造成口腔局部的损害之外，对于人的机体其他系统也存在着危害。

（1）心血管疾病。牙菌斑是牙周病的元凶，而牙菌斑中的血链球菌可促使血小板聚集，促使血栓形成。很多牙周致病菌可产生内毒素及许多炎症物质，这些有害物质均可对血管壁造成损伤。

（2）肺功能降低。有专家研究发现，患有牙周病病人的肺功能低于正常人，并且易发生肺炎。

（3）低出生体重儿及早产儿。牙周病是由细菌引起的一种感染性疾病，致病菌产生的内毒素或炎症物质均可导致炎症。有关资料显示，患有牙周炎的产妇发生低出生体重儿及早产儿的概率高于正常人。

所以，牙周病的病因是多源性的，局部的病损与全身状况密不可分，全身性疾病影响牙周病变的程度和预后，而有效的牙周治疗可使牙周组织恢复健康，对于整个机体的健康也大有好处。

9. 什么是牙结石，牙结石有哪些危害？

当牙面上有些部位清洁不到，就会有牙菌斑、软垢和食物碎屑堆积。这些物质长时间停留在牙上，与口腔唾液中的钙盐等无机盐结合，会慢慢地沉积下来，菌斑、软垢由软变硬，逐渐矿化，成为硬硬的、刷不掉的黑褐色的牙结石（图 24）。牙结石形成的过程有些像暖壶里一点一点堆积的水垢。

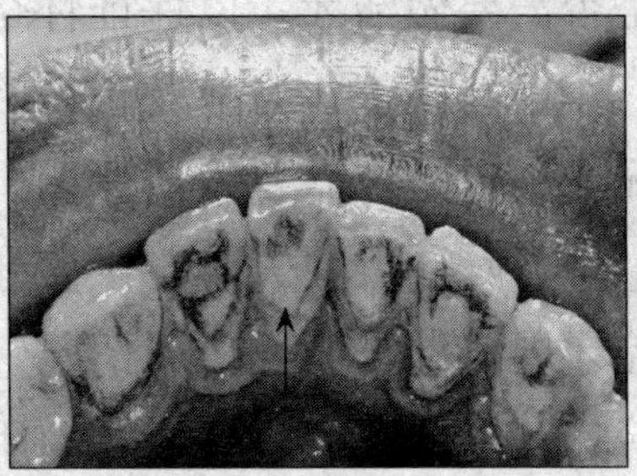

图 24　牙结石

牙龈上方的牙结石，医学上称为龈上牙石，导致牙龈边缘红肿，主要表现为刷牙出血；牙龈下方的牙石，医学上称龈下牙石，会导致牙龈红肿充血，牙龈退缩、牙缝变大，出现口腔异味、牙齿松动。

牙结石形成的部位和速度与口腔卫生有关。不良的口腔卫生习惯，会导致牙结石很快堆积，牙结石会沿着牙面向下沉积到牙龈下方，在牙根表面，很难自洁，导致牙床严重炎症。因此，养成良好的口腔卫生习惯，如坚持每天认真刷牙，定期做牙齿检查是防止牙结石形成、预防牙周疾病最重要和最有效的方法。

10. 哪些人应该定期洗牙？

到口腔专科医院或综合医院的口腔科，由专业的口腔医生用专用器械去除附在牙齿上的牙石和菌斑叫洁治，俗称洗牙、洁牙。医生建议有以下几种情况时应去做洁牙：

（1）牙周健康的人群。应每半年到 1 年去医院做一次洁牙，以预防牙周疾病的发生。

（2）出现牙周疾病。如有刷牙出血、牙床肿胀等症状，应及时去医院做治疗。医生会根据每个病人的不同病情，做洁牙及相应的治疗。治疗后的牙周病患者，为保证疗效和预防疾病的复发，应定期复诊，做牙周的维护性治疗，其中也包括洁牙。

（3）准备怀孕之前。应先到口腔科检查，根据检查情况决定是否需要做洁牙，以保证怀孕期的口腔牙周健康。

（4）矫正牙齿前及正畸治疗过程中，应到口腔科检查牙周情况，决定是否需要做洁牙。

（5）牙齿缺失需要镶假牙者。修复工作开始前，有必要到口腔牙周科检查一下牙周情况，决定是否需要做洁牙及其他的牙周治疗，以保证假牙的正常使用。同时也是维持牙周健康不可少的措施。

（6）糖尿病患者。由于全身的抵抗力降低，经常出现牙龈出血、牙龈肿胀、牙齿松动等症状，也应去医院做一下口腔检查，做洗牙及其他的牙周治疗。

11. 哪些人洗牙需要慎重？

超声洁牙并不适宜所有人。以下人群如果要做洁牙时，一定要事先与医生说明，并在全身情况允许的情况下进行：

（1）安装了心脏起搏器的患者，应预防患者因电磁辐射出现眩晕及心律失常等症状。

（2）全身有慢性系统疾病或传染病的人，如有高血压、心脏病和肝病的患者。

（3）有精神疾患，不能配合做洁牙治疗的患者。

12. 天天刷牙为什么还要洗牙？

洗牙完全不同于每日的刷牙。刷牙是刷掉进食后附在牙面的牙菌斑，而洗牙可以彻底清除普通牙刷无法去除的牙结石（牙菌斑矿化形成），从而使牙周组织保持健康。对于有严重牙周病的患者，治疗后则需要按医生的要求进行定期洗牙。

一般来说，身体健康的人每隔半年至一年就应去医院口腔科进行一次洗牙，及时去除菌斑、牙石，治疗牙龈的炎症。但是，单纯依靠医生来洗牙还是很不够的，每个人还要养成良好的口腔卫生习惯，掌握正确的刷牙方法和控制菌斑的方法，做到早、晚刷牙，饭后漱口。这种自我保健的意识和方法对于预防和治疗牙龈炎、牙周炎，巩固其疗效十分重要。

13. 洗牙会损伤牙齿吗?

洗牙可以保护牙周健康，使牙齿生长牢固。但有的人认为洗牙会伤害牙齿，洗牙后会使牙齿有小裂纹、变脆、变薄，所以不愿洗牙。其实这完全是一种误解。超声波洗牙机的工作原理是靠超声振动来击碎牙石，把牙石冲刷掉，完成对牙齿的清洁，洗牙机的工作机头不会对牙体有任何磨损。牙面如果感觉不光滑，可以通过洗牙后抛光消除。

14. 洗牙会传染疾病吗?

在正规的医院洗牙，有严格的消毒设备，洁牙机头可保证每人一个；机头的消毒方法以高温、高压蒸汽灭菌，独立包装，完全可以避免肝炎等疾病在患者之间和医生与患者之间的交叉感染。

15. 为什么洗牙会有酸痛的感觉?

有些人在进行洗牙时会有牙齿酸软或酸痛的感觉，这与患者是否存在牙龈退缩、牙根暴露及牙颈部的结构有关。已经存在牙龈退缩致使牙根暴露者，在治疗中则很容易出现牙齿敏感。

对于洗牙过程中的牙齿敏感，可以通过降低超声波洁牙机的输出功率得到缓解和减轻；有条件时也可以使用配置有镇痛装置的洁牙机，来解决洗牙中的不适。

洗牙后也会有短时间的不适，只要暂时避免过冷、过热的刺激，多会自然好转，无需治疗。比较敏感的患者，可以使用脱敏牙膏缓解症状。如果症状特别明显，也可以在洗牙后，在牙颈部或牙根表面涂上脱敏药物。

16. 洗牙会使牙缝变大吗?

很多人洗牙过后感觉自己的牙缝变大了，十分不习惯，于是会怀疑是洗牙把牙洗小了造成的。其实，这种现象多数发生在本身有中度或重度的牙周疾病患者身上。是因为牙石多而占据了牙缝，从而导致了牙龈的萎缩。洗牙把牙石去除后，原本被牙石占据的空间释放出来，就会感觉牙缝增宽了。而洗牙本身并不会造成牙缝的变大。

17. 牙齿正畸期间定期洗牙为什么很重要?

牙齿正畸期间，由于佩戴固定矫治器，无法通过刷牙达到彻底清洁牙齿的每个面，给牙齿菌斑的附着提供了条件，同时也加速了软垢和牙石的形成，容易形成牙周组织炎症，反过来妨碍正畸的顺利进行。因此，正畸期间通过定期洗牙维护口腔的健康更为重要。

18. 牙齿为什么会松动?

有人说："人老了，牙齿就会松动。"其实，导致牙齿松动的最常见原因是牙周炎。牙周炎破坏了牙槽骨，引起牙根周围牙槽骨的吸收。当牙根周围的牙槽骨吸收到一定程度时，牙齿即会出现松动，咀嚼无力。随着牙周炎症时间的延长，牙齿松动加重，最终导致牙齿脱落。牙周炎大多发展较慢，重度牙周炎才会出现牙齿松动，所以会造成人老牙松的错觉。

预防和及时治疗牙周炎是预防治疗牙齿松动的重要方法。

19. 如何治疗能保留的松动牙齿?

牙齿松动、移位，影响咀嚼，咬东西不舒服，或由于外伤，也可使牙齿发生松动。发生这些情况后，就需要将松动的牙齿固定，将松动牙齿和健康牙齿连接起来，形成一个新的咀嚼系统，使松动牙变为稳固，医学上称为松牙固定术。

松动牙固定后，当其中某一颗牙齿承受咀嚼力时，力量就会同时传递到相邻几颗牙的牙周组织，从而分散患牙的咀嚼压力，减轻患牙的负担，使受损牙的牙周组织得到休息，以利于牙周组织的愈合，同时可预防和消除患牙嵌塞食物，也可防止牙齿移位。因此，松牙固定是保护病变牙齿的一种治疗方法。

固定松动牙齿最常用的方法，是使用牙科专用的不锈钢丝联合复合树脂夹板或光敏树脂黏合夹板，将松动牙齿和健康的邻牙连接在一起，使松动牙齿变为稳固的牙齿。

因牙周病松动的患牙，在固定前需经口腔科医生进行系统的牙周治疗，消除牙周组织炎症，才能进行固定。松牙固定后，需3～6个月定期进行复查和治疗，以巩固疗效。

20. 牙齿上的茶渍和烟渍可以去掉吗?

对于口腔卫生状况较好的人来说，只有量少而薄的色素时，应该进行龈上洁治术（洗牙），然后对牙面进行常规抛光，光滑牙面，减少菌斑、色素和牙石的再沉积。对于范围广且厚的烟渍，要想彻底去除，必须洗牙后再应用喷砂和抛光彻底清除牙齿表面的色素。

21. 塞牙的常见原因是什么？

塞牙是两颗牙相互邻接的部位受到破坏，相邻牙齿之间失去了正常的接触关系，出现缝隙（尤其是窄缝）则食物易嵌入，且不易取出。常见原因是：①邻牙龋齿破坏了接触区；②补牙或牙套未恢复到接触区；③缺失牙未修复，邻牙向缺牙间隙倾斜，使相邻两牙之间失去接触；④患牙周病的牙齿过于松动，接触不佳；⑤磨耗重边缘嵴磨平，失去接触点等。

22. 治疗塞牙的常用方法有哪些？

用填充或修复的方法重新建立正常的接触关系，如邻面龋应及时充填，牙间隙较大者做全冠或联冠修复，缺失的牙齿应及时修复，拔除过于松动不能保留的牙齿等。

牙齿边缘嵴过高和因磨耗过度引起的食物嵌塞，要调磨边缘嵴和扩大外展隙。如单纯用调磨的方法还不能消除嵌塞，可采取修复的方法（如高嵌体等），将较低的一侧边缘嵴垫高。

因嵌塞是多方面原因引起的，有些患者虽经调合等方法治疗，嵌塞仍不能全部解除，则应告诉患者自我保护的方法。如饭后应将牙间隙内的食物残渣剔取出来，剔牙时应选用断面呈三角形的牙签，动作轻一些，避免损伤牙间乳头。最好学会使用牙线轻轻通过接触点到达食物嵌塞处，然后做颊舌方向拉动，将食物从牙间隙带出。

23. 哪些药物会引起牙龈增生，牙龈增生怎样治疗？

目前认为引起牙龈增生的药物主要有三类：抗癫痫药（苯妥英钠）、钙离子通道阻断剂类降压药（硝苯地平）和免疫抑制剂（环孢菌素）。

发生了药物性牙龈增生，应及时到医院就诊。首先，最直接、有效的方法是停药或换药；其次，牙周基础治疗很重要，包括龈上洁治术、龈下刮治术、局部药物治疗和菌斑控制。对于牙龈增生严重的，影响菌斑控制或美观者，可进行牙龈切除术，恢复牙龈的生理外形。

三、口腔黏膜科

1. 什么是复发性口腔溃疡？

成年人的嘴唇内侧、舌的边缘、口腔底部和颊部的口腔黏膜容易发生溃疡。溃疡初起时为针尖大的小红点，有烧灼样疼痛，1～3 天后出现圆形的溃疡，2～3 平方毫米大小。此时，有较剧烈的疼痛，特别在吃饭、说话时疼痛难忍。这种溃疡常为 1～2 个孤立的圆形或椭圆形，不经治疗1～2 周可自愈。间隔数周或 2～3 个月又出现同样的溃疡，1～2 周又自愈，此起彼伏，常年不断。这种具有周期性复发的溃疡，医学上称为复发性口腔溃疡。

口腔反复发作溃疡的确切病因尚不清楚。常见的诱发因素很多，如消化不良、便秘、腹泻、肠道寄生虫、失眠、精神紧张、压力过大、疲劳、月经期和更年期等，同时发现该病与某些全身疾病、消化系统疾病、微量元素缺乏、机体的免疫状态和口腔局部创伤有关。

2. 患有复发性口腔溃疡时应注意什么？

目前复发性口腔溃疡还不能根治。防止口腔溃疡复发应仔细观察，找出每次发病前与口腔溃疡有关的发病因素。如有些人在疲劳、失眠后容易发生溃疡，则应安排好工作和休息，注意劳逸结合，增强体质；治疗与口腔溃疡有关的全身性疾病，如胃溃疡、十二指肠溃疡、肝胆疾病、减少局部刺激等。

3. 口腔溃疡经久不愈时怎么办？

（1）对于有复发性口腔溃疡病史，并且口腔溃疡重型溃疡患者，应防止溃疡表面继发感染。

（2）对于创伤引发的、结核病引发的溃疡者，应去除造成创伤的因素，配合全身抗结核治疗。

（3）对于没有上述原因的口腔溃疡，或去除诱因后溃疡仍未见缩小者，应尽快做活检（活体组织病理检查）明确诊断。

4. 嘴唇经常发干、脱皮或裂口怎么办？

家住北京的小张总觉得嘴唇干，就总是舔嘴唇，可是越舔越干，还伴有脱皮和开裂，到口腔医院检查，医生说他得了慢性唇炎。那么慢性唇炎是怎么回事儿呢？

慢性唇炎在我国北方地区较多见，它的发生可能与北方地区气候干燥、风沙大、日照时间长、水分摄入不足等因素有关。另外，与某些温度、化学、机械性长期刺激因素也有一定关系，如嗜好烟、酒，吃过烫食物，舔唇、咬唇不良习惯等。有些类型的慢性唇炎还可能与精神因素有关。

慢性唇炎的治疗较简单。首先应该避免刺激因素，改正咬唇、舔唇等不良习惯，戒除烟、酒嗜好，少吃辛辣食物。在气候干燥、风沙大的情况下涂擦一些润唇膏，出门时戴上口罩。对于伴有脱屑的慢性唇炎，可采用局部涂擦抗生素软膏或激素软膏；对于糜烂、出血、结痂者可先用0.1%依沙吖啶溶液等湿敷，每次15～20分钟，每天1～2次，待痂皮脱落后再用局部药物治疗。

5. 什么是口腔黏膜白斑，会发生癌变吗？

口腔黏膜上出现的白色斑块或斑片，临床不能诊断为其他任何疾病者，称为口腔黏膜白斑，也叫口腔白斑病（图25）。口腔黏膜白斑属于癌前病变，癌变率为3%～7%。

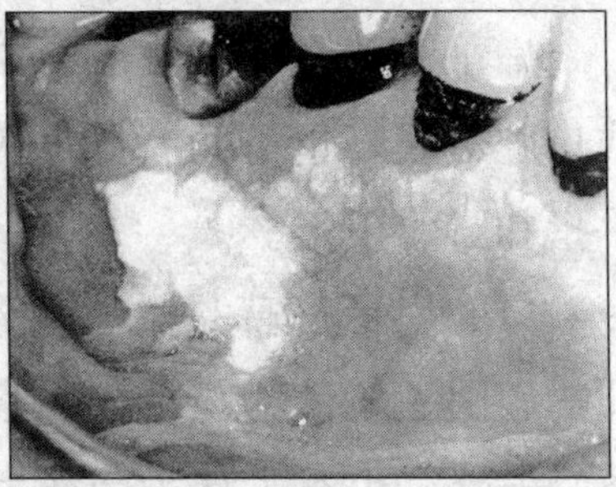

图25　口腔黏膜白斑症状

口腔黏膜白斑的发病因素与吸烟有密切关系。另外，喜饮酒、吃过烫或辛辣食物、咀嚼槟榔或局部长期慢性刺激均会引发白斑。白斑多见于中年以后，男性多于女性。白斑可以发生在口腔黏膜的任何部位，但常见的发病部位是颊部和舌部，其次是唇、腭、牙龈和口底等部位，无对称性。一般来说，口腔黏膜白斑是没有症状的，常在体检或某些时候偶然发现。少数病人有不适感，舔时有粗糙和干涩感。有些伴有白色念珠菌感染或发生溃疡，可有疼痛。

口腔黏膜白斑需与白色角化病区别。白色角化病是由牙齿的残根、残冠、不合适的假牙或吸烟等长期刺激引起的，也以白色斑块为主要表现。去除刺激因素后，病变可逐渐消退。而黏膜白斑在刺激因素消除或去除后则不会消退。确诊为白斑的患者，可根据自己的具体情况采取药物或手术方法治疗，同时还需每半年到一年复查一次，以便及时治疗和防止复发。

特别提示

口腔黏膜白斑有着严格的定义。不能认为口腔黏膜上有白色斑块就是白斑，即使确诊为白斑也只有少数会发生恶变。白斑的确诊必须由专业医生做出，而且是否癌变必须经过组织病理诊断才能确定。

6. 什么是口腔扁平苔藓，会发生癌变吗?

扁平苔藓是一种皮肤、黏膜的慢性炎症，可单独发生于皮肤或口腔黏膜，也可两者同时发生。除此之外，还可见于生殖器、手指和脚趾甲上。

口腔扁平苔藓是最常见的口腔黏膜病之一，多发于中年女性，病因一般认为与精神因素，如紧张、焦虑、疲劳等有一定关系。另外，也有人认为与病毒感染、免疫功能紊乱有关。

口腔扁平苔藓表现常呈对称性分布，主要为白色条纹、丘疹、斑块，一般没有临床症状，偶然间被发现，少数患者可有粗糙的感觉。但是当病损破溃而形成糜烂面，患者在进食和说话时就会感到疼痛。

口腔扁平苔藓是否会癌变呢？目前认为，虽然扁平苔藓属于癌前状态，但其癌变率很低，约在0.4%左右。所以，有口腔扁平苔藓患者不必过于担心，只要积极治疗，注意全身调节，定期复查，就可以将癌变降到最低水平。

7. 扁平苔藓如何治疗？

目前对于口腔扁平苔藓还没有特别有效的根治方法。一般无症状的患者不需治疗，可定期检察，也可在糜烂面的基底处做局部封闭注射治疗。对于病情较重、发生溃疡或糜烂者，应采用全身和局部药物治疗，如局部做激素超声雾化吸入或局部封闭、涂抹溃疡膏或溃疡膜等药物，也可全身给予免疫调节剂，如胸腺肽等；还可通过中医中药辨证论治，进行全身的治疗和调节，各种舒肝、清热、解毒的中成药均可采用。

虽然现在对于口腔扁平苔藓还没有根治方法，但只要患者消除精神紧张，生活有规律；饮食中限制刺激性食物，如辣椒、生葱、生蒜等，戒除烟、酒；去除局部刺激因素，如牙石、牙垢、不合适的假牙，调磨过锐的牙尖，减少局部不良刺激，保持口腔卫生，就可以使口腔扁平苔藓处于一个稳定的状态，对于患者正常的生活和工作没有影响，部分患者在治疗后可恢复正常。

8. 什么是“地图舌”？

“地图舌”是一种非感染性的舌部疾病。由于病损区中间为丝状乳头萎缩，黏膜鲜红，周围为丝状乳头增厚，呈黄白色条带状，与周围正常黏膜形成清晰的周界，类似地图中的国界，故称“地图舌”。由于病损界限经常变动似乎“游走”，也称“游走性舌炎”（图 26）。

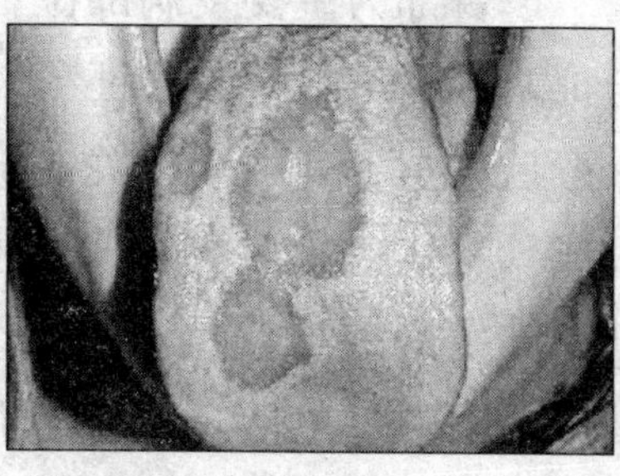

图 26 地图舌

9. 口干是病吗，怎么治疗？

口干是一种症状，由多种原因引起，可能是局部因素所致，也可能是全身疾病在口腔的表现。有暂时性的，也可有持续性的。

暂时性的多见以下四类：①药物影响。常见药物，如抗胆碱药、抗组胺药、抗抑郁药、抗高血压药、利尿药等。停药后症状消失。②局部因素。牙齿排列不齐、前牙开颌、上唇过短等造成的口呼吸。用正畸方法可以纠正。③神经精神因素。建议到精神科请神经科医生治疗。④营养失调、真菌感染。补充营养，给予抗真菌药物。

持续性口干常见糖尿病、口干综合征患者。糖尿病引起的口干，控制血糖后可以缓解。干燥综合征除口干外，还伴有眼干和全身关节症状，需请内科、口腔科、眼科医生配合治疗。口腔治疗应保持口腔卫生，使用人工唾液滋润口腔，伴有白色念珠菌感染的可用制霉菌素甘油；全身治疗可用滋阴生津、增强免疫的中药。

10. 舌头烧灼样疼痛是什么病？

以舌部为主要发病部位，以烧灼样疼痛为主要表现的一组综合征，称为“灼口综合征”，也称“舌痛症”。发病原因较复杂，一般认为与下列因素有关：①精神因素。占大多数，多有恐癌心理或具有焦虑症、抑郁型性格。②系统因素。包括更年期综合征、维生素或微量元素缺乏、长期使用抗生素或抗焦虑药等。③局部因素。包括口腔卫生不良，大量吸烟，过度饮酒，口腔内有残根残冠，不良修复体等。

四、口腔修复科

1. 镶牙前要做哪些准备?

当人们牙齿脱落后，都迫切地希望能早日镶上合适的假牙。为此医生建议您，应在镶牙前做好下面的准备。

(1) 到正规的口腔医疗机构检查后，把口腔内其他的牙齿或牙根该治疗的治疗、该拔掉的拔掉。

(2) 尽快拆除在早市上或非正规的诊所里镶的、糊在口腔内无法自行摘戴的假牙。这种假牙会不断刺激牙床，也会使旁边的牙齿更容易坏掉。

(3) 一般在拔牙后 2～3 个月伤口基本长好，糖尿病患者愈合时间会延后 2～3 个月。此时最好请医生做进一步检查。

(4) 出现下列情况应及时处置：

①拔牙窝仍是较深的凹窝不愈合或有分泌物。

②患者牙齿因牙周炎松动后自行脱落，因炎症的牙周组织未经刮除，伤口长期不愈合。

③伤口愈合过程中可能在牙床上残留有突出的骨尖、骨突，表现为按压时疼痛。若骨尖较小，可以用手按摩数日使其吸收变平；若骨尖较大，按摩不易吸收，应做手术去除。

④口腔内有其他妨碍镶牙的情况需要手术处理。

⑤为了保证牙周组织、牙龈的健康，确保咬牙印的准确，在咬牙印前必须洗牙，保持良好的口腔卫生。牙周炎的患者应进行牙周系统治疗。

⑥口腔有溃疡或白色损害等病征，必须先做治疗。

⑦唇、舌系带过短影响假牙的使用时，应进行手术修整。

⑧对于过长的牙、锋利的牙尖，边缘要进行调磨；受到咬合创伤的牙齿也需要调磨。

⑨原有假牙的患者，因为假牙使用时间过久，希望重新镶一副新假牙时，最好在来院采牙模之前几天停止使用旧假牙，以便牙床恢复正常，使新镶的假牙更合适。

2. 缺一两颗牙无所谓吗？

每颗牙齿都有各自的功能，缺少哪颗牙齿，都会影响相应的咀嚼功能。比如，前牙的主要功能是切割食物，尖牙的主要作用是撕裂食物，磨牙的主要功能是将食物研磨细碎。如果个别牙缺失后不及时镶牙，将会造成缺失牙两边的邻牙向缺牙间隙倾斜移位，使缺牙间隙变小，而缺失牙的对颌牙会向缺牙处伸长。长此以往，在咀嚼过程中，会导致咬合关系紊乱，咀嚼功能降低，而影响食物的消化吸收，造成下颌关节的损伤，还会出现食物嵌塞、牙缝变大、牙周炎症等不良后果。所以，如果牙齿缺失后，一定要及时镶上。

3. 镶牙的方法有哪些？

镶牙可以分为可摘的局部义齿修复、固定义齿修复和种植义

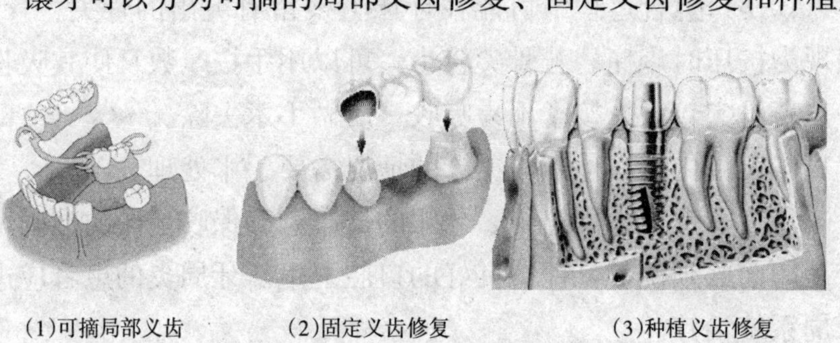

(1)可摘局部义齿　(2)固定义齿修复　(3)种植义齿修复

图 27　修复方法

齿修复（图 27）等方法。修复方法的选择应听取医生的建议。医生会依据患者缺牙的位置及数目、余留牙的状况、咬合关系、患者年龄等多方面综合考虑，选择固定义齿、活动义齿或种植牙修复。

4. 拔牙后多长时间可以镶牙？

一般情况下，在牙齿拔除后 3 个月左右。待创口完全愈合，牙槽骨的吸收和改建比较稳定，拔牙窝内长出正常的骨组织，能够承受假牙的咬合力时才可进行镶牙。自我判断标准是，拔牙窝封口了，长平了，就可以到口腔医生那里检查看是否可以镶牙了。如果是因为牙周病而拔掉的牙齿，伤口能比较快地长平，因为牙周病的患牙由于牙槽骨吸收较多，牙根外露，所以拔牙窝较浅，一般 2 个月左右伤口基本长平。但牙周病患者有时因牙齿松动后自行脱落，炎症的牙周组织未经刮除，伤口也不容易长好。

当然，伤口愈合的快慢还要根据患者的年龄、身体健康状况、拔牙的部位来决定。年轻人、身体健康者，伤口愈合得快一些。所以，在拔牙后要适当注意营养和健康，保证伤口良好地愈合，才能早日镶上假牙。

5. 是不是一定要拔除牙根后才能镶牙？

“能不拔掉牙根镶牙吗?”在医院的诊室中，一些镶牙的患者总会向医生提出这样的要求。有的是因为有拔牙的恐惧，有的是因为身体不能耐受拔牙。当这些患者口腔内的牙根及根尖周围没有明显炎症，经过完善根管治疗后，通常认为是可以保留的。可以在治好的牙根上覆盖支持假牙的基托进行镶牙，这种修复方法叫覆盖义齿修复。

6. 覆盖义齿修复有哪些优缺点？

覆盖义齿用于成年人效果最佳。因为成年人牙齿的萌出和发育完全，根管治疗效果好。青少年也可以采用覆盖义齿修复，但需要定期观察。

覆盖义齿修复可以免除患者拔牙的痛苦和等待伤口愈合的时间。

覆盖义齿修复也有缺点。首先，覆盖的真牙容易发生龋坏。一般覆盖义齿戴入口腔后 2～3 个月内即可产生龋坏，特别是不注意口腔卫生的患者。龋坏多发生在无覆盖物的牙冠或根面上，或金属顶盖边缘与牙根面交界处。其次，被覆盖的真牙易患牙龈炎。主要由于口腔卫生不良或牙根上覆盖物的边缘刺激牙龈所致。第三，覆盖义齿的制作由于需要在牙根面上做金属顶盖或其他装置，临床的操作复杂，需要较多的时间和费用。

戴用覆盖义齿后，应保持口腔清洁，仔细洗刷义齿和覆盖的真牙，同时按摩牙龈，保持牙龈的健康。另外，为了防止龋齿，可在暴露的根面或牙齿涂擦防龋药物，夜间停戴义齿，保证义齿基托与龈缘有良好的接触关系。要保证义齿有良好的咬合关系，要求患者每隔 3～6 个月复诊一次，密切观察义齿及牙的情况，便于随时进行处理。

7. 什么是活动假牙？

活动假牙医学上称活动义齿（图 28）。是利用口内余留的牙和牙床作为支持，利用假牙的卡子和塑料或金属托固位，安装在口腔内，患者可以自行摘戴的一种假牙。对好牙损伤较少，患者能自行摘戴，便于清洁。另外，制作方法比较简单，易于加补零件及修理，且费用较低。但活动假牙也有缺点，如有的塑料或金属托，体积较大，初戴时患者常会有异物感，恶心不适，影响发音，需要经过一段时间适应才能习惯；咀嚼时稳固性及功能都比固定假牙要差。

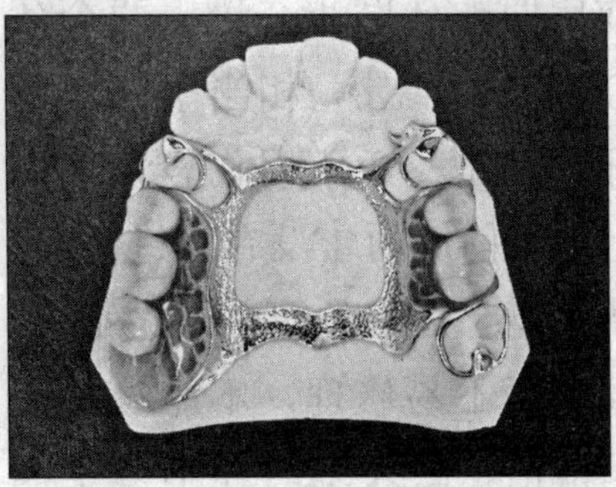

图 28　活动假牙

8. 哪些人缺失牙后需要镶活动假牙？

凡是不宜做固定假牙者，一般都需要选用活动假牙。如①牙列的游离端缺失，即缺牙的一侧有牙，另一侧无牙，一般来讲应做活动假牙修复；②余留牙条件差的，如牙齿倾斜、稍有松动，而患者又不愿拔除或患者缺牙过多，也应做活动假牙修复；③青少年由于受牙解剖特点的限制，做固定假牙的基牙预备时比较敏感，牙髓易受损；④老年人牙周组织普遍萎缩，承担咬合力的能力减退；⑤患有心脏病、高血压的病人，不易于拔牙，或身体衰弱，不能配合长时间就诊，都应选择活动假牙修复。

活动假牙可自行摘戴，便于冲洗，对于口腔卫生条件较差的，此种修复比较适宜。

9. 什么是固定假牙？

固定假牙医学上称为固定义齿（图 29），也就是俗称的“死牙”。优点是不用摘戴，功能好，颜色可与自己牙的颜色接近，舒适、坚固，饭后不需取下清洗。缺点是如果缺一颗牙，需要把前后两颗牙磨小一圈，两个牙套带一个缺牙，相当于镶 3 颗牙。因此，好牙损伤较多，而且如果前后的牙没有杀过神经，将来还有疼痛的可能。“死牙”损坏后不易修理，不能自行摘下清洁；缺牙多时还不一定能镶“死牙”。

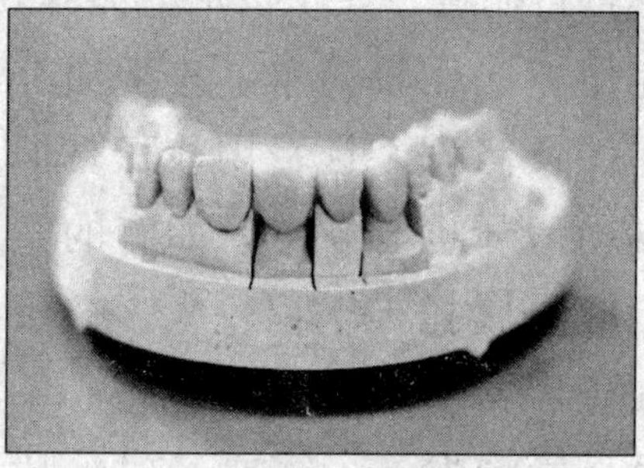

图 29 固定假牙

10. 哪些人缺失牙后可以镶固定假牙？

具备以下条件者，选用固定假牙较好。

(1) 无论任何部位，缺牙数目为 1～2 个，或缺牙数超过 2 个，但缺牙间隙中间有真牙，并且真牙和牙周都健康，足以分担咬合力者可以固定修复。缺牙区两端牙齿的牙冠形态、位置正常，无倾斜位；牙龈健康，牙齿不松动，牙根暴露不多；无牙髓病变或已经过牙髓治疗；残根、残冠，如经过根管治疗及补上的也可进行固定桩冠修复，作为固定假牙的基牙（图 30）。

(2) 从全身情况来看，患者如有癫痫，为防止发病时误咽修复体，应首选固定假牙修复。如患有消化系统疾病，有条件的，

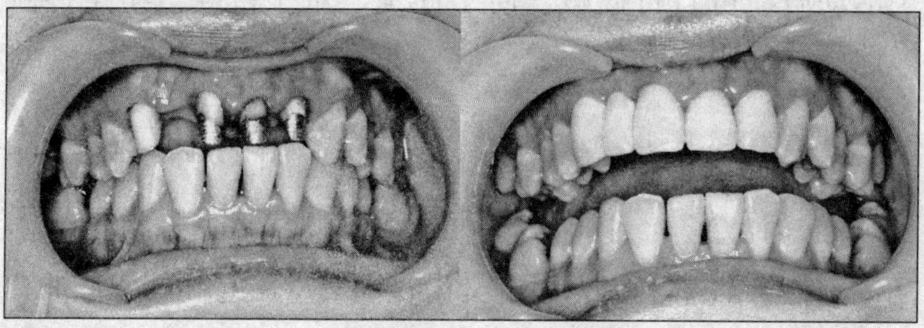

(1)牙体预备　　(2)固定假牙修复完成

图 30 固定假牙修复

也应做固定假牙，因为其较接近生理状况，利于恢复咀嚼功能。

（3）从职业上讲，演员、教师和翻译工作者比较重视美观及发音。当前牙缺损时，可选用烤瓷冠、全瓷冠等形态逼真、色泽接近天然牙的固定假牙进行修复。

11. 为什么做固定假牙的修复费用较高？

（1）固定假牙修复较活动假牙修复的适应证的选择要严格得多，医生会对缺失牙的位置、邻牙的情况做出仔细检查，给出正确的、合理的治疗计划，正式镶牙前所需的基础治疗相对较多。

（2）固定假牙基本上选用金属（钴铬合金、金合金、钛合金等）或瓷等成本较高、无刺激或刺激小的材料。

（3）固定假牙的制作工艺较活动假牙要精细、复杂得多，耗时也较长。

（4）临床医生要做固定假牙的基牙预备的过程较活动假牙要严格、复杂得多。

12. 哪些情况下不能进行固定假牙修复？

（1）缺损过多的残根、残冠，或未经治疗的有牙髓或根尖周病变的患牙。

（2）严重的根尖吸收，牙槽突（牙根周围的牙槽骨自顶部）吸收超过牙根全长的1/3，过度松动的牙。

（3）牙根过细或过短的牙，无法取得足够支持力量的牙。

（4）青少年恒牙，因牙髓腔大、牙冠较短，相应的牙体硬组织较薄且牙根、颌骨、颞颌关节等都未发育完全，所以医生不建议青少年（尤其是患牙牙根未发育完全的）做固定修复，但可以考虑18岁以后修复。

（5）根管治疗失败的患牙。

（6）外伤牙折断深度已达到牙槽骨内的，旧修复体折断造成根折的或旧修复体折断后无法取下的。

（7）牙齿咬合过紧或缺牙过多，以致无法获得足够支持和固位的。

（8）身体情况或精神状况差等不能承受磨牙治疗的。

13. 固定假牙使用中需要注意什么？

在装好固定假牙后，很多患者都想知道自己的假牙能用多久。固定假牙的使用寿命其实和患者平时的维护是分不开的，固定假牙在使用中应注意：

（1）不咬过硬的食物，如吃蚕豆，咬瓶盖，包括嗑瓜子等都应避免，因为这样容易损伤基牙的牙根，会导致松动甚至无法保留；对于假牙，如果是烤瓷冠则容易崩掉瓷。

（2）刚粘固好的固定假牙不要吃太黏的食物，以免脱落。

（3）定期复查很重要，一般每半年到一年复查一次，以确定该牙没有出现病变。出现异常特别是出现不适感或松动等情况时，应及时就诊，不要自行处理。

（4）由于是固定在基牙上的，一定要保持口腔卫生，必要时可使用牙线、牙间刷等辅助工具。

14. 什么情况下需要拆除口内的固定假牙？

（1）做牙冠前患牙未做完善的根管治疗，俗称“杀神经”，导致牙根发炎。

（2）戴上牙冠后又发生龋坏。

（3）戴冠的牙或固定桥基牙松动严重无法保留。

（4）长期存在食物嵌塞或别的治疗需要拆掉牙冠。

（5）不良修复体，如解剖形态恢复不佳、边缘不密合、长期压迫牙龈发炎、邻牙受修复体影响而出现牙髓、牙周病变。

15. 做烤瓷冠修复有年龄限制吗？

（1）青少年的恒牙，因髓腔较大、牙冠较短，相应的牙硬组织较薄且牙根、颌骨、颞颌关节等未发育完全，所以医生不主张青少年（尤其是患牙牙根未发育完全的）做固定修复，通常在18岁后可考虑固定修复。

（2）老年人，如因严重牙周病缺牙较多，以至于剩余的牙无法获得足够固位，也不宜做烤瓷冠。

16. 烤瓷冠修复一般需要就诊几次？

正常的烤瓷冠修复需要就诊2～4次，操作流程如下：

就诊次数	操作流程
第一次	预备基牙（磨牙）
第二次	戴铸造体（俗称“钉”）
第三次	试用烤瓷牙内冠，根据邻牙牙色及肤色，确定烤瓷牙颜色
第四次	戴烤瓷冠

临床操作时医生还会根据情况预约相应的就诊次数，第二次根据情况选作，第三、第四次根据情况也可以合并。

17. 牙根经过怎样处理才能保留？

有些坏牙虽然只剩牙根，但缺损还可以修复，或者可用于辅助固定假牙，属于有保留价值的牙根。这些牙根经过完善的治疗后，可以消除炎症、控制病变且恢复牢固，可以做桩冠修复。也就是在牙根中置入金属或其他材料的固位桩，并在这个基础上套上牙冠恢复外形和功能；也可以在治疗后的牙根上进行精密修复，或根上义齿修复，以利于制作活动假牙（图 31）。

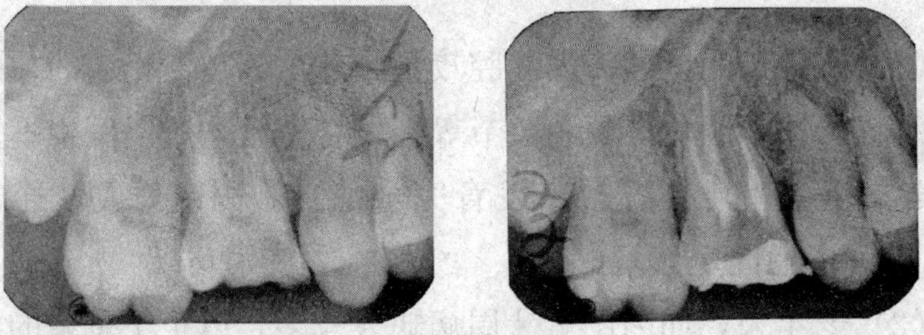

(1)根管治疗前　　(2)根管治疗后

图 31　根管治疗前、后 X 光片

18. 为什么做固定假牙时需要把牙齿磨小？

如果需要牙冠修复的牙与邻牙没有间隙或间隙不规则，人工牙冠将无法直接戴入，所以要磨出足够的空间放置牙冠，使其能固定在牙齿上。

牙冠需要足够的厚度才能达到一定的强度，承受牙齿咬合的力量，这也需要把牙齿磨除足够的量。一般全瓷冠比普通牙冠需要磨除更多的牙齿。

19. 镶活动假牙也需要磨牙吗？

镶活动假牙也需要磨牙。根据临床检查情况需要调磨的部位有：①邻近的真牙，主要是在牙齿上磨出安装假牙部件所需的空间。②过尖的牙尖、过锐的边缘和过凸的牙体组织，形成适当的牙列曲线和外形。③调磨对颌牙，获得适当的修复空间，使假牙排列形成适当的曲线，以利于行使功能。

20. 什么是即刻义齿？

一般情况下，在牙齿拔除后 3 个月左右，待创口完全愈合，牙槽骨的吸收和改建比较稳定，拔牙窝内长出正常的骨组织，能够承受假牙的咬合力时才能进行镶牙。但出于对美观和发音等的需要，特别是一些因工作需要的患者，他们无法接受拔除患牙后，口腔内维持着一种 2～3 个月都没有牙齿的情况，尤其前牙是“门面”。因此，可以在牙齿拔掉前先采取印模，预先将义齿做好，待拔牙后立即将义齿戴入口内，这种方法叫做即刻义齿修复。在拔牙后到镶牙之间这段时间，即刻义齿用来占据原牙齿的位置，采用这种修复方法，可使患者在牙齿拔除后立即戴上，恢复外形。

21. 即刻义齿能使用多久？

即刻义齿能否作为永久性的修复体？一般来说，在戴牙后 2～3 个月需做一次复查，因为此时牙槽骨的吸收改建基本稳定，根据义齿固位情况和基托与牙床黏膜之间空隙来决定是否可以重衬或垫床，及调整咬合后继续使用。如果在牙床伤口完全长平后，即刻义齿与口腔内情况相差较多，通过重衬或垫床也不能改善时，需放弃即刻义齿，重新采印修复。

22. 为什么有时活动假牙越戴越松？

活动假牙每天都要摘戴多次，假牙的固定装置材料会随着使用时间的延长老化或弹性下降，从而造成固位下降。另一方面，用于挂假牙的天然牙出现牙体缺损，或者牙槽骨吸收萎缩也使牙齿松动程度加大，牙床的吸收变平，造成义齿与牙齿牙床的不密合，从而导致假牙的稳固性下降。

23. 活动假牙需要全天戴着吗？

活动假牙除了在晚上睡觉时摘下，其余时间应都戴用。一方面，假牙在咀嚼进食的过程中，会将应施加到缺失牙位置上的力量分散传递给周围的健康牙齿、牙槽骨和黏膜组织，因此，应在晚上睡觉前摘下假牙，以便让这些受力的组织得以休息，这样有利于支持组织的保健。另一方面，晚上睡觉时唾液分泌减少，从而使口腔的自洁作用显著下降，如继续戴用假牙，会使细菌大量繁殖而引起牙体及牙周疾病。

假牙摘下后，应清洁干净后浸泡在冷水里，不宜晾干放置或置于沸水、酒精等药液中，以免发生变形。

24. 只有几颗牙时，需要全部拔除后镶全口假牙吗？

通常情况下，口内余留的少量牙齿能否保留，需要医生做口腔检查及辅助检查后决定。

如果牙齿健康、不松动，则应保留；如牙齿松动明显，拍X光片显示牙槽骨吸收超过根长2/3，则应拔除；对于未达到上述严重程度的松动牙，经有效治疗后应尽量保留。余留的牙根能否保留，则要根据牙根缺损的范围，X光片检查根尖周组织的健康状况，并结合治疗效果与镶牙的关系等综合考虑。如果牙根稳固，根周组织无明显病变或病变范围较小，进行根管治疗后可保留；如果牙齿破坏大，缺损达龈下较深，根周组织病变范围大，治疗效果不佳的应拔除。总的原则是，能保留的牙齿应尽量保留，以减少牙槽骨吸收，并有利于假牙获得良好修复效果。

25. 拔牙后多久能镶全口假牙？

牙齿缺失后，上下颌牙槽嵴吸收速度在牙缺失后的前 3 个月最快，一般 6 个月后吸收速率显著下降。也就是说，在拔牙后的前 3 个月，牙床的状态变化最大，是不稳定状态。所以，通常情况下，应在拔除最后一颗牙的 3 个月后才考虑镶全口假牙。对于身体状态较差或糖尿病患者，伤口愈合较慢，或拔牙数量多的，则应延期进行全口假牙修复。

26. 拔牙后有骨尖怎么办？

常有病人拔牙后发现牙床上有突起的骨尖，用手压时还疼痛。这时应该怎么办呢？

骨尖通常是由于牙齿拔除后，牙槽骨不均匀吸收造成的。如果骨尖很锐利，又有明显压痛，则应考虑在镶牙前做外科手术去除锐利骨尖。手术适宜时机为拔牙后 1 个月左右。如果骨尖不是很尖锐，且无明显压痛，可以不做手术，用热敷、按摩等方法改善。

27. 镶一副全口假牙至少需要就诊几次？

镶全口假牙就诊次数需要依病情不同而决定。通常至少需要就诊 3 次，第一次取印模，第二次确定上下颌骨的位置关系，第三次戴假牙。

要注意的是，当患者第一次就诊时全口牙已全部拔除，且拔牙时间已超过3个月，口内没有需要手术去除骨突、骨尖，则可以取印模。若有残存的牙根，则需要先拔牙。若有可能造成戴牙后压痛的骨突、骨尖，则需做手术切除，等伤口愈合后再取印模。口腔状况较差的患者往往需要取两次印模，一次取初印模，一次取终印模，这样制作出的假牙会更合适。对于口腔状况较差、配合能力差，以及对美观要求较高的患者来说，可在第二次和第三次就诊期间增加一次就诊，来试戴即将做成的假牙。在这次就诊中，医生再次核准上、下颌位关系，并可根据患者的要求对前牙的排列做一些调整。因此，镶一副全口假牙也可能就诊5次（不含戴牙后的复诊）。

初戴全口假牙之后，由于疼痛、假牙不稳定等原因，往往需要复诊3～5次，才能完全适应。所以，镶一副全口假牙从检查开始到戴牙后完全适应可能需要就诊8～10次。

28. 一副全口假牙能使用多长时间？

全口牙齿拔除后，牙槽骨的高度和宽度随即发生了变化，会逐渐萎缩。一般来说，牙齿缺失初期牙槽骨吸收速度较快，约半年后牙槽骨吸收才趋于稳定，但吸收仍在持续不断地进行，拔牙1年后牙槽骨仍然平均每年要降低0.5毫米，牙槽骨呈进行性萎缩。所以，随着假牙戴用年限的延长，假牙基托（塑料牙托部分）与牙床的密合程度会逐渐减低，全口假牙的使用效果会越来越差。

通常戴用全口假牙几年后，患者会感觉假牙明显活动，假牙与牙床间易存积食物并产生压痛，有些人会出现假牙在进食时折断，此时应更换假牙。一般全口假牙使用4～5年后即应更换。如果全口假牙的人工牙磨耗严重，感觉吃东西不快，应尽早更换假牙。如果一副假牙使用十几年都不换，很容易出现松动，导致咀嚼时牙体受力不均而加重牙槽骨和口腔软组织的损伤。同时，咬合间隙的降低也使再次修复更加困难（图 32）。

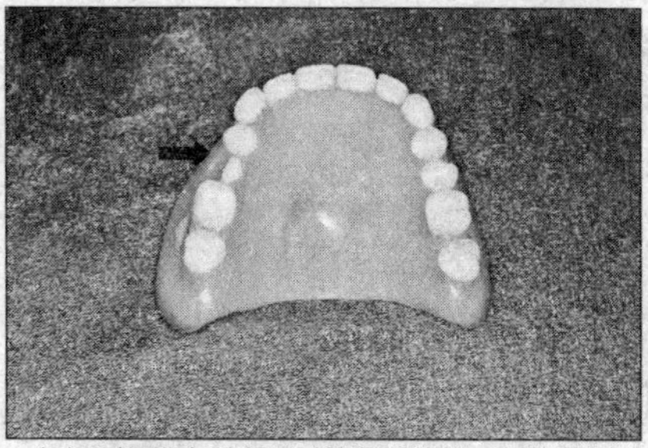

(1)旧假牙有破损处(箭头所指),前牙磨损

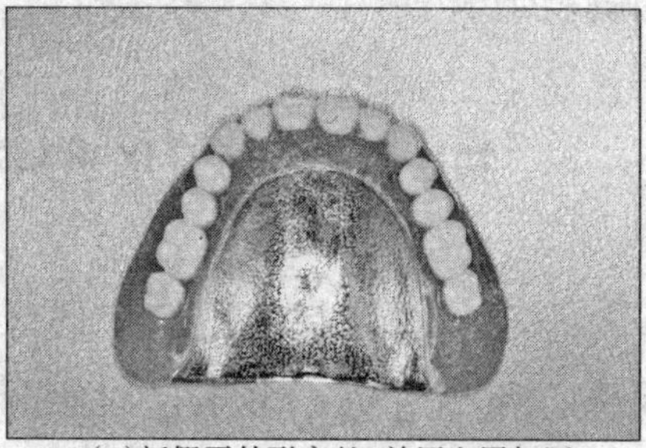

(2)新假牙外形完整,并用金属加固

图 32　全口假牙

29. 镶新假牙取模前为什么要停戴旧假牙?

镶新假牙取模前要停戴旧的假牙是为了使黏膜能得以休息，恢复到正常的状态，避免因旧假牙的压痕造成采印模不准确，而导致新假牙戴用后产生疼痛。

30. 新的假牙为什么与旧的不完全相同?

有些患者更换假牙后会将新、旧假牙相互进行比较，发现两副假牙有些不同。如果是新假牙刚刚戴但还不适应，而旧假牙戴用多年的人，则会觉得新假牙的制作有问题，与原来的假牙不一样，还没有旧的好用。其实，是因为牙齿全部缺失后，牙槽骨不断萎缩，上下颌骨的位置关系也在发生变化。正是由于这些变化，假牙戴用数年后需要更换，而更换的新假牙是在当前牙槽骨条件下制作的，与数年前的状态是不同的。所以，新、旧假牙是不可能完全相同的；其次，戴用新假牙需要有个习惯过程，好比我们穿双新鞋也需要适应几天才能习惯一样。戴用新假牙应增强信心，努力适应它。如果使用中出现问题，可请医生检查修改假牙，一定不能因为新、旧假牙的不同而盲目地认为新假牙做得有问题就放弃使用。

31. 初次戴全口假牙时感到不适怎么办?

恶心、呕吐是初戴全口假牙经常碰到的问题。如果只有轻微的恶心和不适感，多半是对假牙比较敏感，可以尝试适应一段时间。一般 3～5 天后不适感会慢慢消失。

若适应一段时间后仍无减轻迹象，或开始时就有较强烈的恶心、呕吐症状，就需要检查假牙制作是否不当。最常见的是上颌牙托后缘过长、过厚或与上腭黏膜不密合，刺激软腭，引起恶心、呕吐，需要到医院复查，并对假牙进行相应的修改。另外，处在更年期时，戴用假牙也会出现恶心、呕吐症状，这主要是心理因素引起的。患者可以通过转移注意力的方式克服，如找朋友或家人聊天，或做一些需要集中注意力的工作等。一般，初戴假牙遇到的各种问题大都是暂时的，可通过修改假牙或通过逐渐适应而解决。在排除了假牙的制作原因后，患者应树立信心，练习使用。

32. 初次戴全口假牙说话不清楚怎么办?

初戴全口假牙会有异物感，说话口齿不清，是由于镶牙后舌体的活动空间较以前明显减小所致。此时不必着急，只要耐心试戴，坚持发音，这一现象会逐渐消失的。如果戴用了一段时间后，个别音仍发不清楚，就应让医生检查是否为假牙制作的问题。金属基托假牙比塑料托薄，更容易使人适应。

33. 刚戴全口假牙发生压痛不适是否需要就诊?

初戴全口假牙时，牙床黏膜疼痛、溃疡，应停止使用假牙，及时去医院调磨一下假牙。如果不能及时去就诊而溃疡已愈合，在复诊前一天必须戴用一下假牙，以便医生能准确地检查疼痛的原因及部位，便于修改假牙。

34. 为什么下颌全口假牙容易掉?

全口假牙能否很好地吸附于牙床上而不易脱位，是全口假牙固位问题。全口假牙固位的影响因素很多，如基托面积大小、基托与黏膜的密合程度、黏膜的性状、唾液的质和量等。

首先，牙床面积越大，基托面积也能做得越大，假牙与牙床接触面积就越大，全口假牙越不易脱位。下牙床面积比上牙床小，下颌全口假牙相对于上颌全口假牙而言，其基托面积小，固位力也小，加之说话、进食咀嚼时舌体的运动，也会影响下颌全口假牙的边缘封闭性，使空气进入相对封闭的基托与黏膜间，破坏了负压，造成下颌全口假牙容易脱位。其次，全口假牙能否戴稳与患者会不会使用有很大关系。口内肌肉适当地用力可以帮助全口假牙固位。最后，就是假牙的质量问题了。

如果出现假牙戴不稳，应尽早到医院复查，排除质量问题后，则主要靠自己逐渐适应了。

35. 有口干症时全口假牙为什么戴不住?

全口假牙基托与牙床紧密贴合，其间有一薄层唾液。假牙与唾液、唾液与牙床间以及唾液分子间共同构成了吸附力，使假牙很好地附着于牙床上，获得固位。吸附力的大小与唾液的质和量有关。唾液分泌量应适中、黏稠适宜，则有利于假牙固位。患有口干症状的人，唾液分泌量过少，在假牙与牙床间无法形成薄的唾液层，会使假牙与牙床间的吸附力明显降低而影响假牙固位，所以，有口干症状的人全口假牙修复后假牙不易戴住。

36. 假牙不慎摔断能修理吗？

如果摔断的假牙断面可准确对位，则要保留好折断部分，可以通过“粘接”修理将假牙恢复到原状。如果折断部分丢失，则要视具体情况做相应处理。缺损部分不大，假牙戴用合适，可戴牙取印模后，将缺损部分重新恢复。如果摔断的是某个塑料人工牙，可根据假牙的上下牙咬合状态重新对假牙进行修理。如果缺损部分过大或假牙已有松动，则应考虑重新镶牙。

37. 怎样给假牙消毒？

一般可摘戴的假牙可用专用的假牙清洁片、消毒液进行清洁与消毒。全口假牙塑料基托为聚甲基丙烯酸甲酯，使用普通消毒剂会使其表面产生微细裂纹，从而降低假牙塑料的强度，造成假牙受损腐蚀或加速老化。因此，患者不可用一些家用的消毒剂（如 84 消毒液、酒精）对假牙进行浸泡。另外，活动假牙也不能用开水烫洗消毒，因为活动假牙的塑料部件会在高温下变形。

38. 什么是种植牙？

一般来说，一个人一生能长两次牙，即乳牙和恒牙。会不会有第三次长牙呢？让我们来了解一下种植牙。人工种植牙是选用与人体相容性极好的生物材料（或非生物材料），制成所需形态，植入牙槽骨内帮助修复缺失牙的形态和功能。此种植入体也称为牙种植体，对人体一般不产生过敏反应，通常也没有任何副作用。

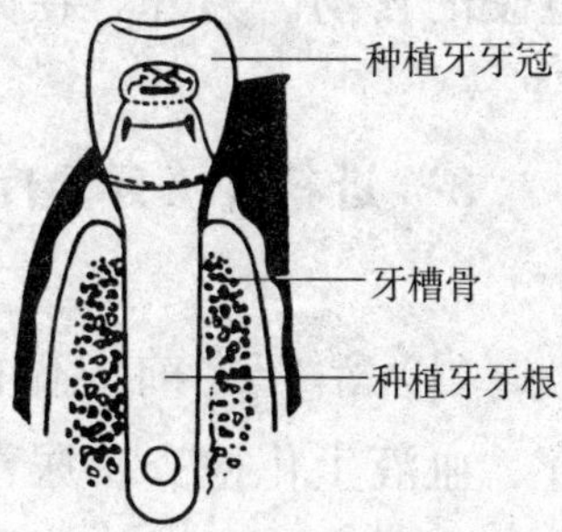

图 33　人工种植牙

种植牙是利用“牙种植体”作为人工牙根，种植在缺失牙部位的牙槽骨内，并在此基础上镶上新的“逼真而坚实”的固定假牙（图 33）。一般 70 岁以下，身体健康，缺失一个或多个牙的患者都能做人工种植牙。但有某些全身性疾病，如严重的心血管病、带有心脏起搏器、糖尿病、慢性支气管炎、哮喘、胃酸过多和口腔干燥者，以及肾炎、癫痫、口腔扁平苔藓、严重牙周病患者，不宜进行人工种植牙。

人工种植牙分两部分，一部分是植入牙床内的牙种植体，也就是牙根部分，另一部分就是镶在牙根上的牙冠部分。植入人工种植牙的全过程分为两步。首先，在缺失牙的齿槽骨内植入人工牙根，3～6 个月后种植体与齿槽骨稳固长在一起时，再在种植体上镶入固定假牙（图 34）。人工种植牙能否成功，很大程度上

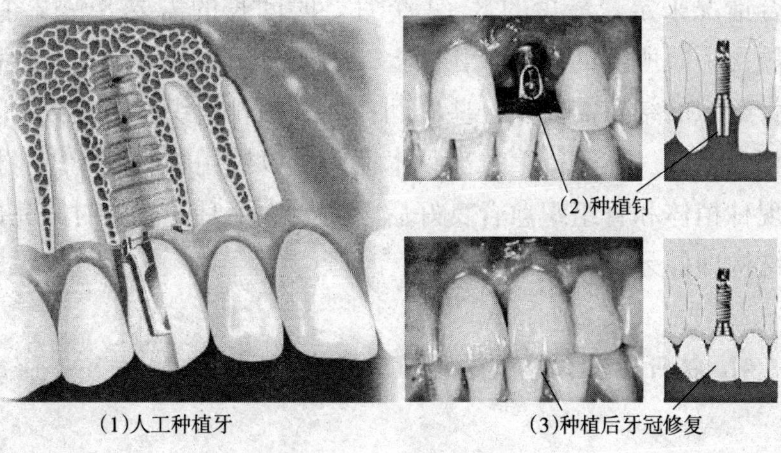

(1)人工种植牙　(3)种植后牙冠修复

图 34　人工种植牙模型

取决于患者在种植过程中与医生的配合和在种植后对种植牙的保护。植入种植体后，最重要的是保持口腔卫生，避免用种植牙咬过硬的食物。另外，在完成上部固定假牙修复后应定期复诊。

39. 进行种植牙治疗前需要做哪些检查？

（1）治疗之前应做的全身检查，包括血常规、凝血时间检查、血液生化检查、尿常规、心电图等。

（2）治疗之前应做的局部检查，包括常规的口腔检查，并采取口腔内模型，拍摄口腔内照片，拍颌骨的X光片和CT片，有条件的还可拍磁共振片。医生通过X光片和CT片来了解骨组织的高度、厚度和致密程度，以决定使用的长度和直径，以及种植体植入的方向和角度，确保最大限度地利用骨组织，达到最理想的治疗效果。

40. 多长时间能完成全部种植治疗？

从开始检查到完成种植牙的时间，需要视种植体与骨组织的愈合情况来定，最短的3～4个月，时间长的需要8～12个月。上颌比下颌所需的时间长，因上颌由于骨组织相对疏松，种植体与骨组织的结合需要长一些时间；而下颌骨组织相对较致密，愈合相对较快。在等待第二次手术期间可以戴用临时假牙。当检查发现种植体和骨组织愈合良好后，需要1个月左右的时间完成上部结构即假牙部分。

41. 拔牙后多久能开始种植牙治疗？

一般来说，拔牙后3个月左右就能进行种植牙治疗。在拔牙后 1 周左右牙龈上皮开始覆盖拔牙窝，内在凝血块开始激化，骨小梁增生活跃，逐渐形成新生骨组织，到 3 个月左右后基本恢复为正常骨组织结构，就可以进行种植牙手术了。有的患者由于体质差或恢复慢，在等待 3 个月后，经过拍 X 光片检查仍有可能不能进行种植牙治疗，此时需要听从医生的判断。

42. 种植牙有年龄限制吗?

一般来说，做种植牙没有特别的年龄限制。年龄的下限是必须基本完成青春发育，这之后的颌骨不会有太大的变化，种植的效果较好，一般是指男性在 18 岁以后，女性在 16 岁以后。年龄的上限则没有明确的限制。由于个体差异很大，有些年龄大的患者进行种植牙治疗后也能很好地行使咀嚼功能。但一般来说，随着患者年龄的增大，手术后愈合需要的时间会相对延长，恢复也较年轻人更慢一些，而且失败率相应增高。

43. 什么人不能进行种植牙治疗?

种植牙治疗的禁忌证分为绝对禁忌证和相对禁忌证两个方面。

（1）绝对禁忌证。以全身疾病为主，如心脏病、高血压、消化系统疾病、呼吸系统疾病、糖尿病和骨质疏松症等。简单地说，如患有需要住院治疗的疾病，或可影响种植体骨性结合的情况都列为绝对禁忌证。其他绝对禁忌证有：精神分裂症、偏执狂、酒精成瘾、药物依赖症、神经过敏体质、极度紧张证、阿尔茨海默病（老年前期痴呆）以及对种植治疗效果期望过高、夜磨牙或有其他不良咀嚼习惯、恶性软硬组织病变等。

（2）相对禁忌证。包括缺牙区骨组织条件不够、咬合高度不够、缺牙间隙宽度不够、进行性牙周炎等。相对禁忌证可通过一定的方法解决，待情况好转后也可进行种植牙治疗。

44. 种植牙治疗分为哪几个步骤，需要多长时间？

种植牙的治疗流程大致如下：

（1）经过充分的术前口腔检查和全身检查，确立种植牙治疗计划。

（2）在局部麻醉下进行第一次手术，埋入种植体（即人工牙根）。然后缝合黏膜。埋入种植体后一般需要等3～6个月，等种植体和骨组织完全长密合后再进行第二次手术。在这一期间戴用临时义齿。

（3）如果种植体和骨组织完全结合牢固，即可开始上部结构即义齿部分的制作；进行第二次手术，即把制作完成的上部的义齿部分利用螺丝或黏接剂固定在种植体上，完成种植修复过程。第二次手术的愈合时间为1～6周。

整个种植牙的治疗过程一般需要6～9个月，根据患者的具体情况也有不同。

五、口腔正畸科

1. 什么是错颌畸形？

错颌畸形是一种少年儿童常见的口腔疾病。平时人们所说的牙齿不整齐、虎牙、地包天、暴牙（龅牙）等，在医学上统称为错颌畸形。错颌畸形造成牙齿排列不齐，口腔清洁困难，易导致龋齿、牙龈炎、牙周炎等，严重者还会导致颌面部生长发育异常，以及颞颌关节疾病，影响咀嚼功能和消化、吸收，对全身的发育和健康产生危害。此外，它也影响美观，造成儿童心理压力和精神障碍（图 35）。

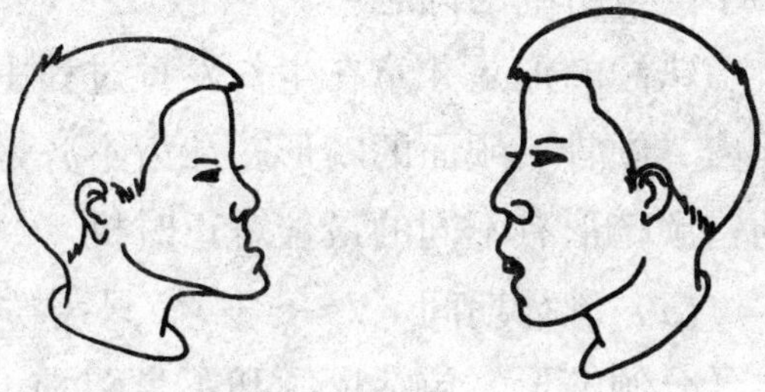

(1)前牙反咬合 (2)上颌前突

图 35 常见的牙颌畸形

2. 哪些原因会造成错颌畸形？

造成牙齿错颌畸形的原因有很多，主要可归纳为两类，即遗传因素和环境因素。在人类进化过程中，人们所吃的食物由生到熟、由粗到细、由硬到软，使人的咀嚼器官的功能日益减弱。咀嚼器官退化、减弱，出现了不平衡现象，即肌肉在先，颌骨次之，牙齿再次之；颌骨虽变小，而牙齿的数量并没有减少，因而颌骨容纳不下所有的牙齿，导致出现牙齿拥挤等畸形现象。现在儿童的食品越做越精细，如大量的奶制品、面包、膨化食品，致使儿童的咀嚼功能越来越弱。同时，儿童也越来越懒得咀嚼硬东西，这使得他们的牙齿和口腔内外的肌肉得不到应有的锻炼，导致肌肉无力、萎缩，进而颌骨也不能很好地发育，而牙齿的数量没有减少。所以，现在儿童牙齿错颌畸形的发病率越来越多。另一方面原因是精细的食物还容易引起牙齿龋坏，造成牙齿缺损，致使乳牙过早丢失，引起恒牙萌出的间隙不足，进而造成牙齿排列不齐。

3. 错颌畸形什么时候矫治效果最好？

“大夫，我家孩子牙齿不齐，几岁矫正合适呀？”这是口腔门诊中经常听到的问题。

错颌畸形是儿童在生长发育过程中由先天或后天因素造成的牙齿、颌骨、颅面的畸形。牙齿不齐是错颌畸形的一种。而不同的错颌畸形有不同的最佳矫正时机。

（1）乳牙期间（2～6岁）。只需矫治可能会影响颌骨发育的错牙合颌畸形，包括反颌和不良习惯。乳牙反颌一般在3～4岁矫治较为适宜。对于儿童的口腔不良习惯，如吮指、咬唇、咬物等，一经发现应尽早采取措施阻止他们，否则会对恒牙萌出、排列和颌面部发育产生不良影响。

（2）替牙期间（7～12岁）。由于颌骨的发育变化很快，对于一些不整齐的牙齿不必急于矫治。但像反颌、下颌后缩，以及各种不良习惯等应及早治疗。

（3）恒牙初期（12～15岁）。恒牙基本全部萌出，恒牙列完全建立，牙齿移动效果好，因此这个时期是错颌畸形矫治的"黄金时期"。这时，大多妨碍功能和美观的各种错颌畸形都可以积极进行矫正。但对于严重的骨性错牙颌畸形，则需要到18～20岁发育完全成熟后再进行正畸手术治疗，才能取得满意的效果。

4. 什么是暂时性错颌？

在牙齿萌出的过程中常常出现暂时性错颌现象，在发育的过程中往往随着颌骨的发育及全部牙齿的萌出而得到调整。暂时性错颌都有哪些呢？

儿童在4～6岁时，乳前牙之间出现牙间隙，表面上看是牙变稀疏了，其实这是颌骨发育给恒、切的牙萌出留出的位置，所以是生理现象。前牙没有变稀疏，将来恒切牙萌出就没有足够的位置，以致造成前牙拥挤，再考虑正畸治疗。

初萌出的左右上中切牙（门牙）之间，往往有一间隙。出现这种情况时，也不要惊慌，等到左右上侧切牙全部萌出之后，间隙就会自然关闭了。

在上颌恒尖牙萌出之前，由于它在颌骨内压迫侧切牙的牙根，以致侧切牙的位置显得向外侧歪斜。患者应耐心等待到恒尖牙萌出之后，侧切牙牙冠就逐渐恢复正常。

上下恒、切牙初萌时有轻度拥挤，但随着乳磨牙的替换有多余的间隙，同时加上颌骨的发育前部加宽，前牙的轻度拥挤状态就会消失，而趋于正常。

恒、切牙初萌时，前牙可能有暂时性深覆咬合。随着恒磨牙的萌出，前牙的深覆咬合状态会逐渐缓解，而趋于正常。

5. 常用的矫治器有哪几种？

牙颌畸形的矫正，不像医治其他疾病那样需要打针或吃药，而是由医生制作一个矫治器，也就是俗话说的戴“牙箍”。即将矫治器戴在口内，然后每隔 2～4 周复诊一次，经常进行调整，对错位扭转的牙加力，使之在生理的范围内慢慢移动，达到正常的位置。所以，矫正的时间相对比较长，不是一两天，而是几个月甚至几年才会治好。

常用的矫治器分为两类。一类是活动矫治器，这类矫治器像活动的假牙，是以塑料做托，以不锈钢丝做固位装置及弹簧，利用各种不同形状的弹簧对错位牙齿进行矫正。这种矫治器在吃饭后可以取下清洗，所以有利于保持口腔卫生。但这类矫治器对疑难的畸形矫正的效果差，所以一般都用在治疗乳牙期和替牙期比较简单的畸形，如乳牙的反颌、替牙期个别牙的错位等。

另一类是固定矫治器。所谓固定矫治器就是将矫治器用黏合剂粘接在牙齿上，不能随便取下来，这种矫治器的作用力易于掌握，所以矫正效果好。因此也是最广泛使用的矫治器（图36）。

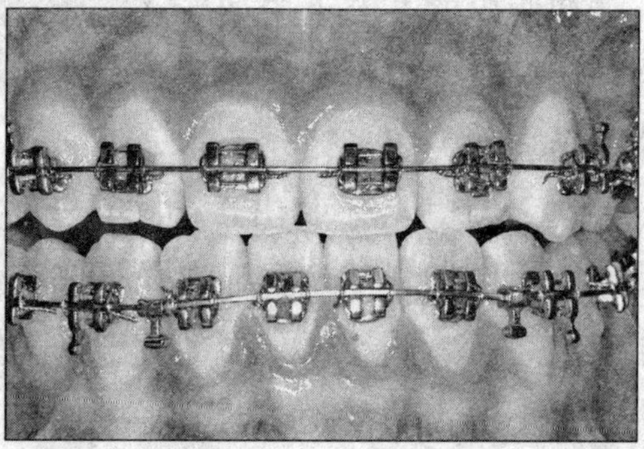

图 36　固定矫治器

6. 矫治需要拔牙吗?

有些人会认为无论多么错乱的牙齿，一到正畸科医生那里只安装上一个“牙箍”（矫正器）就能把牙齿排得整整齐齐的。其实，这种想法是很不实际的。牙颌畸形是在生长发育的过程中形成的，因此，在矫治牙列拥挤、间隙不足、上颌前突、下颌后缩或两者同时存在（俗称大龅牙）等畸形时，就应考虑到拔除某颗牙或某几颗牙以便获得间隙来排齐错位的牙齿。

7. 什么情况下矫治需要拔牙?

在哪些情况下需要拔牙矫正呢?

（1）拔除滞留的乳牙。常说“双重牙”就是恒牙已经在舌侧萌出，但乳牙仍留在唇侧的位置上。这时应及早拔除滞留的乳牙，使恒牙能在正常的位置上萌出。

（2）拔除多生牙。多生牙顾名思义就是多长的牙，有时它长在牙列上占据正常牙齿的位置，使该位置上牙齿不能萌出或错位萌出；有时它埋伏在颌骨中压迫正常牙的牙根或嵌在2个正常牙之间使之错位，都要先拔除多生的牙，才能矫正其他错位的牙齿。

（3）恒牙列牙齿拥挤或前突畸形。应拔除一定数目的牙齿，以便排齐牙列或调整颌间关系。具体需要拔哪颗牙，则要根据医生对病人的模型、X光片等资料的测量分析结果，以及病人具体的牙列情况而定。

(4) 拔除前倾阻生的第三磨牙，以保证牙弓的稳定。一般牙颌畸形矫正之后，尤其当牙列拥挤或前突畸形时，如果是采用不拔牙矫正的，医生会建议病人拔除倾斜阻生的第三磨牙，否则在它萌出的过程中有一种向前的作用力会使牙列又出现畸形，造成畸形复发。

8. 矫正牙齿第一次就诊需要做什么?

第一次去正畸科就诊对整个矫治过程极为重要，它是整个正畸治疗漫长疗程的第一步，这一阶段所需要进行的工作可能是许多患者比较关心的事情。

首先，正畸科医生会采集患者的病史、个人资料，并了解患者想要达到的目的和要求。其次，正畸科医生会对病人进行详细的口腔及颌面部检查。另外，还要配合验血、拍相片、拍X光片，取记存模型等工作，以便进行科学的测量和分析。最后，正畸科医生还会告诉患者治疗方案、治疗费用、复诊时间、保持时间及预后疗效等。

9. 正畸治疗一般需要多长时间?

正畸治疗的疗程与错颌畸形的严重程度、患者对正畸治疗的反应以及患者的配合程度等因素均有关系。一般来讲，儿童矫治的时间为1～2年，简单病例可能几个月就能完成，复杂的可能要2年多；如果是反颌（地包天）的患者，则要及早治疗，乳牙反颌一般4岁就可以开始矫治。恒牙反颌最好在生长发育高峰前期开始矫正。严重畸形需在 18 岁以后做正颌外科手术治疗。成人矫治一般则要 2～3 年的时间。

10. 为什么正畸患者不能自己选择复诊时间？

正畸治疗的过程是牙齿在正畸力的作用下进行生理移动的过程，何时应该复诊一般需由主管医生来决定。复诊间隔时间过短，则加力太勤，会使牙周组织损伤，即“欲速则不达”；若复诊间隔时间过长，会使疗程延长，也易引起牙体牙周组织的损伤。另外，每个正畸医生都是同时在为很多患者治疗，在预约时他要考虑到每个病人的治疗时间及治疗方法，以便尽量协调好当天复诊的患者，使患者等待的时间减到最少、治疗效果达到最佳。故复诊的时间主要是由医生来定，但患者可以同时提出自己的意见，双方协调后达成一致。

六、口腔颌面外科

1. 拔牙前需要做什么准备？

（1）女性拔牙应避开月经期，以减少出血和感染的机会。

（2）上午去拔牙还是下午去拔牙，要区分情况。如果是拔难度较大的牙，建议上午去拔。因为上午医生和患者的体力、精力都较好，拔牙以后观察的时间也长。如果难度不是很大，要拔的牙齿以前有过反复发炎的经历，建议下午去拔。拔这样的牙齿麻药吸收得不好，可能会疼。一般人在下午对疼痛的敏感性会低一些。

(3) 如果预料拔牙的难度比较大，或要拔的牙齿是曾经发过炎的，或者怕疼，可在拔牙之前半个小时吃一片消炎药和止疼药。

(4) 在拔牙前，不宜空腹，空腹拔牙易出现晕厥现象；也不要吃得太多或吃太油腻的食物，否则在拔牙的过程当中容易出现恶心、呕吐，加大感染的机会。

(5) 高血压患者应先请护士测试血压。

2. 哪些疾病会影响拔牙?

拔牙是口腔科医生经常操作的小手术，在良好的局部麻醉下，可以做到无痛拔牙。过去认为老年人体弱，恢复能力差，拔牙后创口不容易愈合；有高血压、心脏病的人，拔牙一定有危险。但通过医学专家的研究和治疗实践证明：健康老年人拔牙后创口可以正常愈合；有高血压、心脏病、糖尿病的病人，经过治疗也能接受拔牙手术。但血压过高时如血压为180/100毫米汞柱(1毫米汞柱＝133.32帕)不能拔牙；心功能Ⅱ级以下时，可以安全手术；有心肌梗死、早搏、房颤的病人，可在心电监护下拔牙；糖尿病患者拔牙时空腹血糖应控制在正常范围内。

如果年老体弱多病，有急性炎症感染、出血性疾病，或在慢性系统病的急性发作期，应在矫治后再进行拔牙手术。具体情况应由专业医生做出判断。

3. 应该拔除的牙不拔可以吗?

医学经验证明：如果牙齿破坏，已不能治疗，应该及时拔除，否则，对人的身体健康不利。例如，牙齿已破坏得仅剩下牙冠或者牙根，如不及时拔除，牙床会经常肿胀、流脓，当身体抵抗力降低时，还可以引起面部软组织的炎症和骨髓炎；长期存留的坏牙，会引起眼病、关节病、心肌炎等全身系统疾病，医学上称“病灶”牙；还有少数病人因为口内长期留有牙齿残冠或残根的锐利边缘，刺激其相应的脸颊或舌体的黏膜，造成长期溃烂，医学上称为“褥疮性溃疡”，严重的可能转变成口腔癌，危及生命；如患有慢性牙周病或根尖炎症，牙齿松动已不能咀嚼，时间久了牙槽骨破坏变矮，影响拔牙后的假牙修复；有些牙根纵裂或折断的牙齿，可以造成牙列畸形：多生的额外牙、错位牙、无咀嚼功能的过长牙、倾斜牙等，容易嵌塞食物，形成菌斑和牙垢，发生龋齿、牙周炎，影响相邻牙齿的健康。以上说到的这些情况，都应该请医生检查后及时拔除。

4. 拔牙后要注意什么?

（1）牙齿拔除后，为了止血和保护凝血块，医生通常会在创口上放置消毒棉纱卷或纱布块，一般半小时后应轻轻吐出。

（2）不要用舌尖去舔或用手指触摸创口，防止破坏拔牙创口内凝血块而发生感染。

（3）拔牙后 2 小时，可以吃半流质食物，切忌吃过硬、过热或刺激性食物。

（4）拔牙当天不要刷牙或用力漱口。

5. 心血管病和糖尿病患者能拔牙吗?

心血管病人在拔牙手术中和手术后容易出现意外，糖尿病患者拔牙手术后伤口容易发生感染。所以，心血管病和糖尿病患者应谨慎拔牙。能保留的患牙尽量选择治疗，实在无法治疗且存留于口内对身体有害时，在医生的建议下可以选择心电监护拔牙。

高血压的患者在拔牙前应注意休息，利用降压药物，把血压控制在180/100毫米汞柱以下，随身携带好以往的病例和心电图资料，在家属的陪同下提前到达医院，稍微休息一下，待感觉血压平稳后再就诊。就诊时不能隐瞒病史，特别是两年之内发生心肌梗死的患者一定要提前告知医生，因心肌梗死发作与拔牙时间相隔少于2年时，在拔牙术后心肌梗死的复发率较高。糖尿病患者在拔牙手术前一定要控制好血糖，使空腹血糖在8.88毫摩尔/升以下，并且在拔牙手术前要服用3天抗生素，防止术后感染。

6. 什么是心电监护拔牙?

患有心脑血管疾病的患者，如果需要拔牙时，医生会建议采取心电监护拔牙。

心电监护拔牙是在心电监测仪的监护下对病人进行的拔牙手术。心电监护仪检测的内容一般包括心电图、血压等的监测。在拔牙手术过程中能使医生及时发现问题，随时采取措施，保证病人能够顺利安全地完成拔牙。

7. 牙的残根都需要拔除吗?

残根是指牙冠被破坏以后剩余的牙根。这部分牙根由于失去了正常的咬合，在日常的咀嚼活动中无法发挥作用，有时甚至会疼痛，因此有人觉得残根没有什么用，应该早日拔除；也有人认为，残根平时不疼不痒，留着也不碍事，为什么要拔呢?实际上，牙齿因龋病或其他牙体疾病使牙冠受到严重破坏，但若能彻底治疗，大多数残根还是能够保留下来的。而且医生还能利用这些彻底治疗后的牙根制作一种叫桩冠的假牙，这种假牙美观舒适还耐用，又可避免拔牙的痛苦。因此，凡是能够彻底治疗、有利于镶牙的残牙根都应该保留。

对于那些未经过治疗的、牙根有纵折、畸形或无法彻底治疗的残根，短期内也许不会出现任何症状，但时间一长就可能成为一种慢性病灶，引起局部炎症疼痛，甚至导致全身疾病，则应尽早拔除那些残根；如残根已有明显松动，周围牙槽骨已经大部分吸收，没有保留价值的也应拔掉。

8. 松动牙一定要拔除吗?

牙齿松动主要有两类情况。

第一类是由于外伤导致的牙齿松动,可以通过固定予以保留。

第二类是牙周疾病导致的牙齿松动，应根据 X 光片所显示的牙槽骨吸收的程度来决定。①对于松动不大的牙齿通过牙周的治疗松动有所改善的，应该保留。②对于晚期牙周病、牙周骨组织破坏严重、牙已极为松动的，可以考虑拔除。③妨碍修复的松动牙，在修复科医生的认可下可以考虑拔除。④任何有治疗意义并能通过治疗后松动度有所改善的牙齿，都应该保留。

9. 为什么局部麻醉后拔牙仍有感觉?

在患者需要拔除牙齿前，医生会在口腔局部注射适量的麻药，这是为了在拔牙手术过程中使患者神经暂时失去痛觉，而其他感觉还是存在的。局部麻醉能使患者保持清醒，配合医生的操作，一般在 2～4 个小时后就可以恢复了。

10. 拔牙后出血怎么办?

在牙齿拔除后，医生会在创口处放上消毒棉卷压迫创口止血，还会告诉您半个小时后吐掉棉卷。这时，不要用舌尖舔或用手指摸创口，而且当天不能刷牙、漱口。在 24 小时内口腔内会有少量的血丝或血块，这是正常的现象，患者无需紧张。极少数的病人，因为全身状况不良、手术时牙龈损伤较重、止血棉卷咬合不当，或有明显出血倾向，拔牙后创口血流不止，或不断有血块生成（即明显出血时），称为拔牙后出血。拔牙后出血是拔牙术后并发症的一种，需要尽快找口腔医生诊治，及时处理后一般不会产生不良后果。医生首先会了解您的全身情况，查看脉搏、血压的变化；确定全身状况稳定后再进行局部检查，根据出血原因进行处理。局部处理后，还需放置碘仿纱条或明胶海绵消炎止血。

特别提示

造成拔牙手术后出血的主要原因有：牙槽窝内残留炎性肉芽组织、软组织撕裂、牙槽骨骨折、凝血块脱落等。

找到原因后可对症处理，如在局部麻醉下刮除炎症组织，缝合撕裂的软组织，将骨折的牙槽骨复位等。

11. 什么是干槽症？

有极少数患者在拔牙后 2～3 天会出现拔牙窝处的剧痛、口臭，下颌经常伴有淋巴结肿大和压痛，一般的止痛药物不能缓解，医学上称其为干槽症。但确诊仍需要口腔医生的进一步检查。干槽症与拔牙创伤较大和细菌感染有关，所以一般干槽症后应尽快复诊，医生会根据情况进行彻底清创，以及隔离外界对牙齿槽窝的刺激，促进肉芽组织的生长。

12. 为什么有的智齿长不出来？

智齿即第三恒磨牙，多在 17 岁以后萌出。随着人们的饮食变得越来越精细，导致咀嚼器官的退化，下颌骨有逐渐缩小、变短的趋势，而牙齿的数量却没有相应的减少，因此就出现了智齿萌出时位置不足，长不出来，医学上称为智齿阻生。常见的智齿阻生情况有水平阻生、近中阻生和垂直阻生等（图 37）。

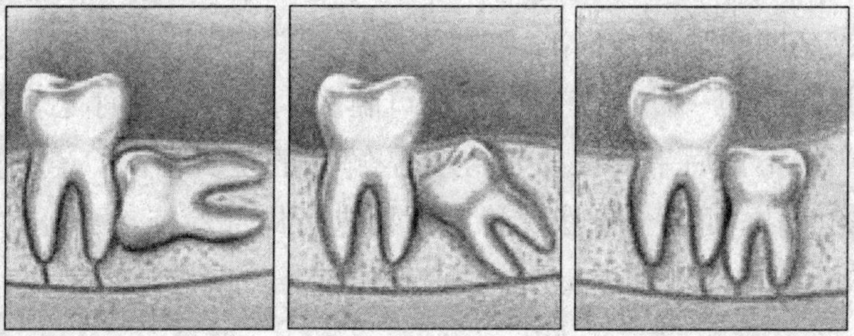

(1)水平阻生　(2)近中阻生　(3)垂直阻生

图 37　智齿阻生

13. 什么是智齿冠周炎，有什么表现？

智齿冠周炎是第三恒磨牙牙冠周围软组织的炎症。常以急性炎症形式出现。开始时，病人只会觉得患侧最后边的牙床胀痛不适；当进食、吞咽、开口活动时，疼痛会加重。继续发展，局部会有跳痛或放散至半侧脸痛，不同程度的张不开嘴，导致不能进食、咀嚼和吞咽。若局部炎症未得到及时、有效的控制，全身症状会逐渐明显，如出现不同程度的畏寒、发热、头痛、全身不适、食欲不振等。如果冠周炎没有得到及时有效的治疗，则能引起更为严重的局部或全身感染及损伤。

14. 患智齿冠周炎时为什么张不开嘴？

患智齿冠周炎时智齿周围软组织会出现肿胀、牙肉与牙齿覆盖形成盲袋（图 38），并有脓性分泌物，患侧会有胀痛不适，当咀嚼、吞咽、张口活动时会使疼痛加剧。由于智齿位于口腔的后方，炎症发展会影响参与张口运动的肌肉，所以发生智齿冠周炎时会出现张不开嘴的情况。冠周炎如果没有得到有效的控制，进一步发展还会造成颌面部各间隙的感染，导致面颊部疼痛肿胀。

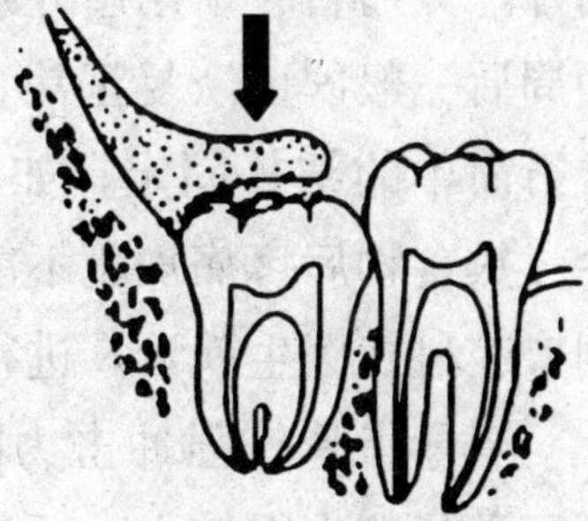

图 38　智齿冠周炎

15. 哪些智齿需要拔除？

一般情况下，牙科医生会建议能不拔的牙齿尽量选择治疗，除非因有下列原因，口腔医生才会建议拔掉智齿。①龋坏较严重或出现牙髓和根尖的病变，无法简单充填治疗。由于智齿位置偏后且牙根变异较多，治疗操作不便且根管治疗不易成功时，建议拔除。②智齿迟迟不能萌出、冠周反复发炎。③倾斜阻生的智齿侵犯邻牙，压迫邻牙牙根吸收，与邻牙之间易发生食物嵌塞，易导致或已导致邻牙龋坏时。④智齿向颊舌侧萌出，机械刺激颊黏膜或舌头。⑤不利于清洁易发生龋坏的智齿。⑥对颌牙已拔除的智齿，易伸长造成食物嵌塞或咬对颌牙床。⑦由于智齿的咬合异常，导致颞下颌关节的异常运动和额外的负担，而形成颞下颌关节紊乱综合征。

16. 常见牙外伤有哪几种，如何治疗？

牙外伤是指牙齿因急剧外力而引起的牙齿震荡、折断和脱位等的损伤。牙齿受创伤较轻时，通常会觉得牙齿有隐隐作痛的感觉，咬合或进食时会出现酸痛或不适等症状。如症状较轻可不予治疗，只需暂时不用患牙咀嚼食物，避免过冷或过热刺激，观察两周后一般即可恢复正常。当创伤后牙齿出现松动时，可对患牙进行简单的结扎固定；如果牙齿出现自发痛、夜间痛或者进食冷、热食物后疼痛加剧不能立即缓解，以及牙齿变色，则应尽快到口腔科找医生就诊，进行患牙的根管治疗。

当牙齿受较强冲击力时，容易发生折断，常见的是牙冠折断。乳牙发生得较少，恒前牙发生牙冠折断的极为多见。

牙冠折断后该怎样处理，要看外伤牙的具体情况而定。

(1) 当牙冠部分折断，缺损极小时，可以将尖锐边缘调磨圆滑；或为了美观，可用复合树脂修复缺损的牙齿（图 39）。

(2) 当牙本质部分外露时，及时就诊者可经护髓处理后，用复合树脂修复牙冠外形（图 39）。

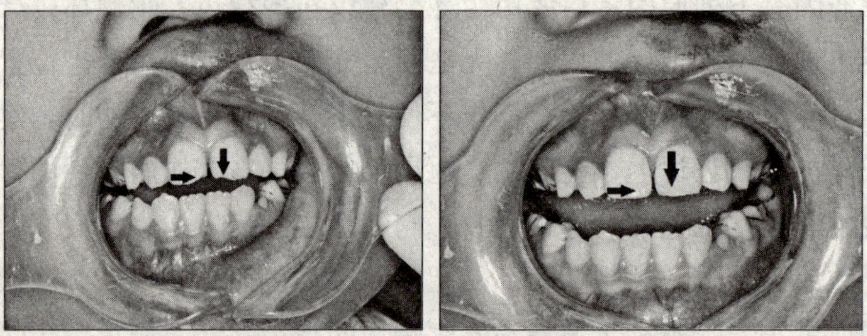

(1)修复前　　(2)修复后

图 39　前牙外伤——釉质折断

(3) 当牙冠折断牙髓暴露时，医生会根据受伤的时间、牙髓暴露处的大小、患者的年龄和牙根发育的状况等，进行相应的牙髓处理以后，选择合适的时间做牙冠缺损的修复（图 40）。

牙齿折断也可以发生在牙根部位，或牙冠和牙根同时折断。这种情况，病情复杂，能否保存外伤牙要根据具体情况而定。牙

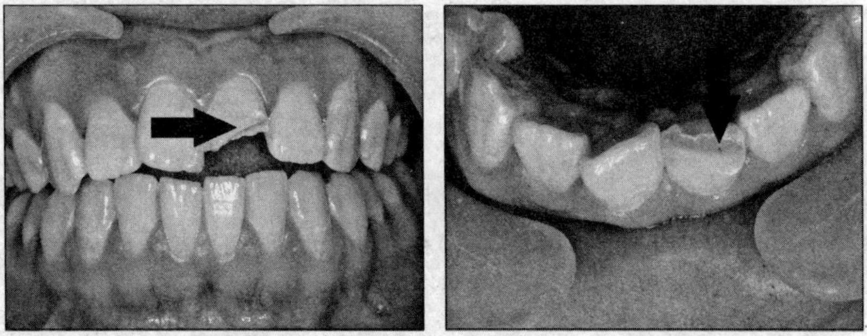

(1)牙冠折断　　(2)牙髓露出

图 40　前牙外伤——复杂冠折、露髓

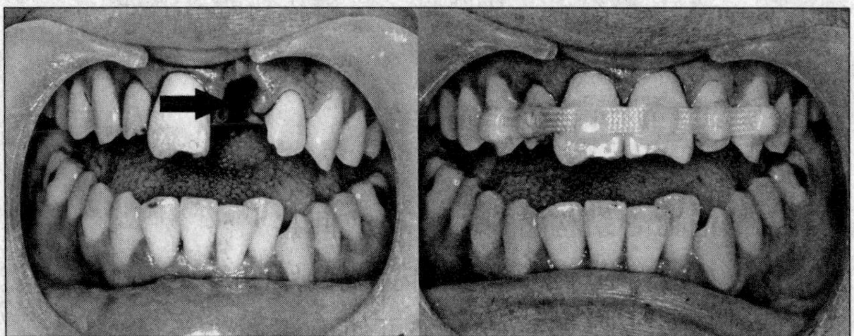

(1)完全脱位后　　(2)复位再植后

图 41　牙齿脱位

受外伤时除了牙齿折断，往往同时发生或单独发生牙齿脱离正常位置的现象，医学上称为牙齿脱位（图 41）。多发生于牙根尚未发育完成、牙根短粗、牙周和牙槽骨组织疏松的儿童患者。脱位的牙齿表现为松动、移位、倾斜或伸长，治疗上应先将外伤牙复位，而后做适当的固定装置，固定外伤牙 4 周左右。以后应定期复查，一般还需要做根管治疗。对根尖 1/3 折断的，在许多情况下只做上夹板固定，无需牙髓治疗；对根中 1/3 折断的，先复位再做夹板固定；当牙颈部 1/3 折断并与龈沟相连通时，牙周情况好者可在切龈术、正畸牵引术、牙槽内牙移位术后 3 个月，做牙桩冠修复，并尽量保留患牙。

17. 外伤引起的牙齿完全脱出还能植回吗？

当发生外伤导致牙齿完全脱位时，不要着急。要先冷静下来寻找脱位的牙齿，并将之保存于鲜牛奶或生理盐水中；紧急时也可含于口内舌下。切不可用餐巾纸包裹，应尽快去医院就医。对于恒牙全脱出的最好结果，就是成功地将脱出的牙重新植入自身的牙槽窝，使牙周膜纤维愈合。如果脱出牙没有遗失，脱出时间少于30分钟，并且脱出口腔后保持湿润，那么再植成功的机会是很大的。超过30分钟，则降低了再植成功的可能性。

18. 哪里是面部的危险三角区？

颜面部的血管结构特殊，直接或间接与颅内血管相通；位于面部肌肉内的静脉，在肌肉收缩或外力挤压影响下，可使血流转向逆行，使两侧口角至鼻根连线所形成的三角区内发生的炎症，容易随着面部静脉系统向颅内扩散。所以这一区域被称为面部的危险三角区（图42）。

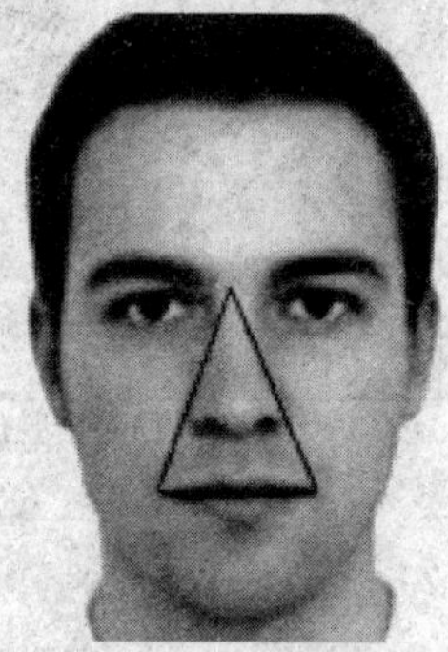

图42 面部危险三角区

19. 为什么脸上的疖和痈不能挤压？

头面部毛囊和皮脂腺较丰富，容易发生疖痈。疖是单个毛囊的发炎，痈则是多个相邻的毛囊、皮脂腺的发炎。脸上特别是发生在上嘴唇和鼻部、面部危险三角区内的疖或痈，一定要及时治疗，切勿挤压。因为面部的疖痈一旦被挤压、搔抓或因挑破等出现破损，炎症很容易沿着静脉向颅内扩散，引起颅内感染。当患病时，需要注意休息，加强营养，局部涂抹碘酊制剂保持清洁，可很快痊愈。当患有面部痈时，则必须到医院进行诊治，不能为图省事怕麻烦而延误了治疗时机。

20. 张嘴时耳边的关节响是颞颌关节功能紊乱吗？

张嘴时耳朵边的关节响确实是颞颌关节功能紊乱综合征。主要表现有：张口、闭口时，关节弹响、疼痛；下颌，开口度异常表现为开口过大或过小；有的还同时伴有头痛、头晕、耳鸣、耳闷、眼花、眼胀，以及吞咽困难、咀嚼肌酸胀不适等症状。

21. 患颞颌关节功能紊乱综合征后要注意什么？

如果患有颞颌关节功能紊乱综合征，平时需注意避免大张嘴。打哈欠、打喷嚏和大笑时，最好用手托住下巴，限制张嘴活动过大，饮食应避免吃过硬、有韧性以及过大块的食物；不要一紧张就咬紧牙关；在冬季外出时注意面部防寒保暖。另外，应保持良好的心态，注意休息也很重要。如果进行口腔疾患治疗时，需提前告知医生注意。

22. 下巴掉了怎么办？

掉下巴的医学术语是颞下颌关节脱位。颞颌关节脱位时会影响说话、进食而且会疼痛难忍。所以掉下巴后应尽快找口腔医生求助，进行手法复位及局部包扎固定。

习惯性掉下巴的人，一般都能自行复位。平时要限制大张口的动作，张口度要限制在自己手指的两横指以内；避免用一侧咀嚼，避免咬、嚼过硬或过韧的食物；在打哈欠、大笑、打喷嚏等时，及时用手托住下颌，以避免过度运动而造成脱位；在进行一些需要大张口才能配合的医疗治疗时，一定要事先向主治医生说明自己的情况。

23. 什么是面瘫？

面瘫又称面神经麻痹，俗称“歪嘴巴”、“吊斜风”、“歪嘴风”等。是因面神经受损而造成的面部表情肌群运动功能障碍为主要特征的一种常见病。一般患者症状是口眼歪斜、面部表情不自然，或者没有表情。常见诱因有头面部一侧曾经受冷刺激、过度疲劳、感情波动过大、病毒感染等。还有一些是因为面神经周围组织炎症、外伤、肿瘤压迫，以及脑肿瘤或脑血管等疾病引起。

24. 什么是三叉神经痛？

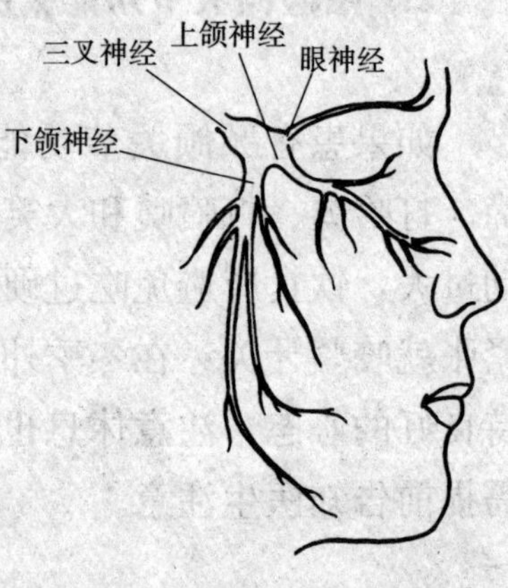

图 43　三叉神经分布

三叉神经痛是一种发生在面部三叉神经分布区内（图 43）反复发作的阵发性剧烈神经痛，多发生于中老年人，女性尤多。

三叉神经痛有时也被称为“脸痛”，发作时较突然，一痛起来往往半侧脸部都痛，感觉是刀割样、烧灼样的疼痛。一般要持续数秒至 1～2 分钟。容易与牙痛相混淆。与牙痛相比，夜间痛较少，没有冷热刺激痛，疼痛也不能定位。疼痛时服用卡马西平可缓解症状。

25. 涎腺也会长结石吗？

涎腺也会长结石。涎腺全称为唾液腺，当涎腺导管堵塞，分泌的唾液不能正常排出时，以及有异物进入涎腺导管，或细菌感染时，涎腺腺体内和导管内都会形成结石。涎腺结石多发生在中青年人，男性多于女性。小的结石一般没有任何症状。在导管内的结石，若一旦发生阻塞时，可出现颌下腺肿胀、疼痛，导管口黏膜红肿等表现。当结石周围形成感染，甚至化脓，可突然发作。此时，肿痛加剧，在吃东西时特别明显，口底红肿及压痛也加重，有时可有混浊或脓性分泌物自导管口流出，可引起腺体的炎症，甚至出现全身症状。

26. 颌面发生外伤后怎么办?

颌面部发生外伤后，如果皮肤或黏膜没有伤口，仅有颌面部皮下出血，应用冷毛巾或冰袋外敷，促使血管收缩止血。24 小时后，改用热毛巾或热水袋外敷，加速淤血块的吸收。一般经过 2 周左右可以消退。如果皮肤或黏膜有表浅撕裂伤，创口渗血，千万不能用不干净的纸或碎布擦拭。否则，可能会造成创口感染化脓，加重愈合后的瘢痕，影响美观。要用凉开水或淡盐水将创面冲洗干净，涂上消炎药水。

如果口腔外或口腔内有大而深的伤口，牙齿松动或排列错乱，上下牙不能对位咬合，说明牙齿有移位，肌肉和骨骼都有损伤，应做包扎止血，需到医院进行缝合、结扎固定。如果牙齿完整脱落，不要轻易抛弃，应放在牛奶中或嘴里；在 30 分钟内就诊，通过医生处理，可以再植入牙床内固定。

如果外伤伴有呼吸困难、意识模糊或丧失，首先应拨打急救电话，等待救护车的同时，采取基本的急救措施。如伤者出现呼吸困难，要迅速解开伤者上衣纽扣，让其头偏向一侧平卧；同时仔细观察口内有无积血块、脱落的牙齿或其他异物，可以用手指掏出。在转送病人时，移动要轻要稳，路途中减少颠簸和震动，防止加重脑组织损伤和颅内出血。如果有开放性伤口血流不止时,可以用手指压迫出血部位。如果牙齿是完整脱落的,不要轻易把它们抛弃。可用凉开水将牙齿冲洗干净后,放在牛奶中或嘴里,在30分钟内带到医院,通过医生处理,可以再次植入牙床内固定。

27. 什么是口腔颌面部肿瘤?

口腔颌面部生长的肿瘤就是口腔颌面部肿瘤，属于常见病。除头发以外，所有组织器官都可以生长。是人体细胞组织在代谢过程中，受到有关致病因素的长期刺激出现异常的分化，或过度增长的肿物，可破坏正常组织器官的形态和生理功能，是一类极为复杂的疾病。医学上根据肿瘤生长的特点、对人体损害程度大小，将肿瘤分为良性肿瘤和恶性肿瘤。根据肿瘤发生部位和组织学表现命名，发生在上皮组织的良性肿瘤称为“瘤”，如牙龈瘤；恶性肿瘤称为“癌”，如唇癌；发生在间叶组织的肿瘤称为“肉瘤”，如下颌骨肉瘤。另外，有一些处于良性与恶性之间的肿瘤，称为“临界瘤”或“中间瘤”，它们虽有良性肿瘤的特征，但可以转化为恶性肿瘤，如涎腺混合瘤、颌骨造釉细胞瘤等。

28. 如何区分口腔颌面部肿瘤是良性的还是恶性的?

口腔颌面部良性肿瘤的特点主要是生长速度都较缓慢，在未累及相邻功能器官时，没有疼痛或不舒适的感觉，不影响正常生活和工作；瘤体有完整的纤维组织包膜，不与周围其他组织相连；位于唇、颊、舌、口底、颌下及颏下等表浅部位的良性肿瘤，体积增大后，用手指触摸时，肿瘤边界清楚、光滑、无触压痛，可以轻微活动；手术完整切除，不损伤包膜，一般都不再复发；只有少数病人，初起时没有自觉症状，当肿瘤体积逐渐增长变大，挤压相邻功能器官时，出现面部不对称畸形和压迫症状。

口腔颌面部的恶性肿瘤也有“癌”和“肉瘤”两类，生长速度都很快，对周围组织破坏性很大。肿瘤的形态不一，有的没有纤维组织包膜，有的包膜不完整。瘤细胞以侵袭方式向四周组织延伸，粘连紧密，瘤体固定，用手指触摸时，肿瘤边界不清，不光滑，不活动，可有压痛或出血，可以沿淋巴系统或血循环系统向远处脏器发展，产生新的病灶，医学上称“转移灶”，表示病人预后不好。位于唇、龈、舌、颊、涎腺和上下颌骨的恶性肿瘤形态不一，有的呈结节样肿块；有的肿块突起，表面坏死；有的呈溃疡型坏死，如唇癌，增生坏死，像菜花状；舌癌多呈溃疡型坏死。恶性肿瘤和某些临界瘤应早期发现、早期治疗，手术切除很难做到彻底，容易复发，应结合化疗、放疗、免疫治疗等综合治疗。如延误治疗，易发生转移或恶变，晚期可出现全身性体征，如精神不振，体质消瘦，疲乏无力，食欲减退，受损害部位疼痛、坏死、出血，甚至危及生命。

特别提示

良性肿瘤与恶性肿瘤的区分，需要依据组织病理切片或特殊技术检查才能确定诊断。但若具备一些相关的肿瘤知识，根据病史和肿瘤一般表现，也能做初步判断，有利于早期发现、早期就诊和早期治疗。

29. 先天性唇裂、腭裂是怎么回事？

唇裂俗称“兔唇”，腭裂就是口腔与鼻腔相通。唇裂、腭裂是口腔颌面部常见的一种先天性畸形，在我国发病率约为1%，唇、腭裂患者多合并有牙颌畸形。除了形态异常外，这类患者的口腔功能，例如发音、咀嚼和吞咽等都会受到干扰。患有这种畸形的儿童，不但父母烦恼，同时也增加了对患儿喂养的困难；随着患儿年龄的增长，更会给患儿带来精神和生理上的痛苦，影响身心健康。人体的嘴唇和上腭部分是在母亲怀孕早期（怀孕 3 个月以前）由两侧组织合并连接形成的，如果这一时期因为某些因素干扰而不能进行连接，就会发生唇裂、腭裂。这些因素包括：遗传因素、环境因素，母亲受到病毒感染，营养缺乏，缺氧，药物和化学中毒，物理损伤，母亲的一些不良习惯，如吸烟、酗酒，年纪过大和分娩过多，及患有妇科疾病，放射线侵害和免疫反应等。

30. 唇裂、腭裂患儿的最佳治疗时间是什么时候？

唇裂修复手术在幼儿出生后 3～6 个月进行较好。因此时幼儿全身情况已趋于比较稳定，能较安全地手术，此时幼儿口唇的发育状况也比较有利于手术。但是双侧唇裂手术宜在幼儿 6 个月龄之后施行更稳妥一些，应争取在 1 岁之内进行唇裂修复手术。唇、腭裂修复手术根据每个患者情况不同有许多不同的手术方式，但无论何种手术方式，随着患儿年龄的增长均可能发生发育畸形，需进行二次甚至多次修复才能达到“完美无缺”。建议“兔唇”患者应尽早治疗，不但可以减少手术的危险性，术后留下的疤痕也会较小。

七、儿童口腔病症

1. 婴儿出生不久就出牙是怎么回事，应该怎么办？

大多数婴儿在出生后 4～6 周时，在牙龈上有时会看到一些淡黄色、突起的米粒大小的颗粒，俗称“马牙”或“板牙”。这是由于黏膜液腺管阻塞、上皮细胞堆积而成的，是正常的生理现象，而不是病。“马牙”不会影响婴儿吃奶和乳牙的发育，在出生后的数月内会逐渐脱落。有的婴儿因营养不良，“马牙”不能及时脱落，也没有过多妨碍，不需要医治。

一般的“马牙”既不会妨碍婴儿吃奶，更不会影响其日后乳牙的萌出，因此千万不能用针挑、刀割或用粗布擦拭。因婴儿时期口腔黏膜柔嫩，又比较干燥，易受破损，细菌很容易由损伤的黏膜处侵入，发生感染，严重的还会引起败血症，危及生命。如果确实影响婴儿吃奶，应去医院请医生处理。

2. 婴儿出牙时会有哪些不适?

婴儿通常在6～7个月时开始长牙,两岁半左右乳牙长齐。在长牙期间,尤其是第一颗乳牙长出期间,婴儿会有各种不适的感觉,出现许多症状,如流口水。出牙前2个月左右,大多数婴儿会流口水,或把小手伸到口腔内抓挠。如果仔细查看婴儿的口腔,可以看到局部牙龈发白或稍有充血红肿;触摸牙龈时会有硬物感。由于口水较多,婴儿还会出现轻微的反胃或咳嗽。在排除感冒或过敏症状后不必担心。出牙过程中会因牙床发炎而产生疼痛,致使婴儿拒绝进食、烦躁、易怒,不爱睡觉。当牙床的疼痛沿着神经传到耳朵时,婴儿还会经常拉扯自己的耳朵、摩擦脸颊来缓解疼痛。为了缓解出牙时牙床的压力,婴儿出牙最大的特点就是爱啃咬任何能放进嘴里的东西,如自己的小手、妈妈的乳头和玩具都逃脱不了他们的啃咬。所以,在婴儿出牙期间,要给他们买磨牙棒。

3. 发现婴儿乳牙迟萌怎么办?

婴儿通常在6个月左右开始陆续长牙，如有的婴儿在1周岁左右才萌出第一个乳牙，仍然可认为是正常的。但超过1岁婴儿还没有萌出第一个乳牙时，这种现象称为乳牙迟萌。

发现乳牙迟萌，首先应考虑到婴儿是否患有全身性或局部性疾病，从而影响牙齿的正常萌出；是否营养严重缺乏，特别是缺乏维生素D以及垂体或甲状腺功能不足；是否有牙龈纤维瘤、萌出性囊肿等。要及时到医院查明原因进行治疗。如果不查清原因而盲目大量补充营养是不对的。还有，长期不长第1个乳牙，也可能是患了“无牙畸形”，应该到医院照X光片检查清楚。

4. 乳牙为什么会脱落?

乳牙脱落是为了给恒牙腾出地方。正常情况下，幼儿到达一定年龄时，恒牙开始生长萌出，将会压迫乳牙牙根；乳牙牙根开始吸收，最后松动脱落。恒牙占据口腔中乳牙的位置，如果恒牙已经开始萌出，而乳牙并没有及时脱落，还需要带幼儿到医院将滞留的乳牙拔除。在没有继承恒牙的情况下，乳牙牙根也可出现吸收，但较为缓慢。虽然乳牙可继续行使功能，但吸收过程最终还要继续进行，直至最终脱落。

5. 什么是先天性牙齿缺失，应该怎么办?

先天性牙齿缺失就是口腔及颌骨内在不是人为拔除和外伤的情况下缺失相应的牙齿。

在口腔中没有看到牙齿并不一定就是牙齿缺失，只有经过X光片检查才能确诊为先天性牙齿缺失。先天性牙齿缺失，有时是单颗牙齿，有时是多颗牙齿缺失，甚至是全口牙齿缺失。先天性牙齿缺失可以是乳牙列，也可以是恒牙。乳牙列中最常见的是下颌乳中切牙和下颌乳侧切牙的缺失。恒牙列中最常见的先天缺失牙是上、下颌侧切牙和第二双尖牙以及第三恒磨牙。发生恒牙缺失的情况更多一些。家长往往会因幼儿长时间没有换牙来医院就诊，但有的时候是恒牙缺失，有的是因为恒牙埋伏阻止了萌出。

牙齿先天缺失不仅会使幼儿咀嚼功能降低，影响牙齿的排列，而且由于缺乏咬合刺激，对颌骨发育也有一定影响。家长应指导患儿保持口腔卫生，尽量保存已有的牙齿，适当的时候尽早进行义齿修复，恢复牙列的完整。

6. 乳牙龋齿有什么特点？

乳牙由于矿化发育不完全，不利于清洁。儿童吃的食物多糖且黏稠，口腔卫生习惯差，致使儿童龋齿要比成年人多且严重。特点是患龋齿率高，发病早，龋齿多发，范围广，发展快，自觉症状不明显。而且家长往往因不重视、工作忙或因儿童的畏难情绪而耽误了治疗最佳时机。

7. 乳牙得了龋齿也要治疗吗？

经常听到有的家长说："乳牙早晚要替换，何必去治它呢"。这其实是一种误解。对即将替换的乳牙可以这样对待，但对还不到替牙期的乳牙，这种做法是不对的。

乳牙是儿童时期的咀嚼器官，儿童时期有一副健康的牙齿是保证食物在口腔内被充分咀嚼，完成消化的第一步。同时，正常的咀嚼对局部肌肉和颌骨的生长发育有一定的刺激作用，能使牙齿和颌面部发育健壮，面容丰满美观。

另外，乳牙是辅助发音的器官，婴幼儿在乳牙萌出后开始学说话，借助牙齿的作用，练习发出清楚的语音。恒牙的萌出要有乳牙作向导，如果乳牙过早缺失，两侧的牙齿会向缺失的空隙倾斜靠拢，使继承恒牙得不到应有的空隙，不能在原来的位置上萌出或萌出不完全，有的根本不能萌出，造成恒牙的埋伏阻生。

再有，如果对患龋齿的乳牙置之不理，炎症会向深处发展，引起牙髓炎、根尖周炎、蜂窝组织炎，严重的还会影响恒牙胚的发育；有的口腔病灶能引起肾脏、关节等器官的疾病。

所以，应该好好保护乳牙，乳牙患了龋齿后要及时治疗。

8. 乳牙患病会影响恒牙的生长吗？

乳牙患病后恒牙会长不好。因为龋齿是由细菌引起的，在同一个口腔中，致龋的环境是一样的，如果乳牙龋齿很多，说明口腔内致龋的菌较多，恒牙萌出后可能很早就有患龋的机会，所以必须提前预防和消除致龋的因素。

9. 什么是“喂养龋”？

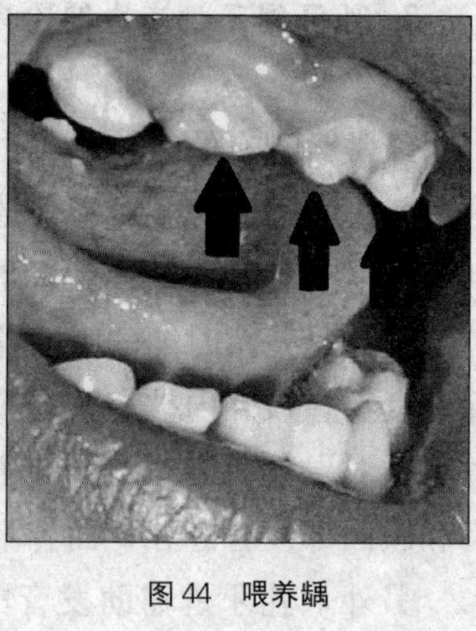

图44 喂养龋

长期用奶瓶人工喂养的婴儿，如果家长没有及时给婴儿清洁口腔卫生，甚至有的婴儿还含着奶瓶睡觉。由于奶嘴贴附于上颌乳前牙，瓶内的牛奶、乳汁或饮料大量滞留在牙齿表面而产酸发酵，加上乳牙刚萌出不久，牙齿表面的结构不成熟，故龋坏速度很快。这是一种婴儿喂养方式不当而造成的龋齿，故医学上称为喂养龋（图 44）。

10. 为什么乳牙有病也要做牙根治疗？

乳牙从出生 6 个月开始萌出，2 岁半长齐，从 6 岁左右开始替换到 13 岁左右替换完毕，中间的服役期限有 6～10 年。在这一期间乳牙是咀嚼器官的主要组成部分，健康的乳牙有助于食物的消化，有利于生长发育。乳牙龋蚀发展速度很快，能在短时期内转变为牙髓炎、根尖周炎等。乳牙的根尖周病会破坏根尖周组织，导致乳牙根的破坏吸收、乳牙过早脱落，影响儿童的咀嚼功能，进而影响儿童的消化功能和生长发育。同时，乳牙过早脱落也不利于恒牙的萌出及恒牙列的形成。另一方面，乳牙的根尖周病一旦破坏了其根尖周组织，进一步会影响其下方继承恒牙牙胚的发育，并使牙釉质发育不全。

未经治疗的乳牙根尖周炎还常常是引起全身疾病的感染病灶。因此，乳牙一旦发生牙髓感染，就应做彻底的牙根治疗。

11. 乳牙残根需不需要拔掉？

由于各种原因导致乳牙龋坏而又未能及时治疗，乳牙就会变得残缺不全，牙冠大部分被破坏，只剩下牙根，就是乳牙残根。如果幼儿还未到乳牙脱落的年龄，牙根周围的炎症也不明显，应请牙科医生通过检查、治疗，暂时保留该残根；让残根替未萌出的恒牙占上位置，以免旁边的牙齿挤过来，影响恒牙从正常的地方萌出；等到了这颗乳牙脱落的年龄，则必须及时拔除。如果乳牙残根经常引起根尖周慢性炎症，并且通过拍 X 光片检查发现感染已经影响到它下面的恒牙了，则应拔除乳牙残根。

12. 哪些原因会引起乳牙早失？

乳牙早失主要是由以下原因造成：

（1）乳牙因严重龋坏无法保留而拔除。龋坏严重时只剩残根，且根尖周病变严重，根周牙槽骨吸收多，炎症影响其下方恒牙胚的发育，无法通过治疗而保留。

（2）乳牙牙根的炎症导致其过早吸收，使乳牙松动脱落。

（3）恒牙异位萌出。常见于上颌第一恒磨牙。由于第一恒磨牙向前倾斜萌出，压迫第二乳磨牙的牙根，使乳牙牙根出现病理性吸收，导致其松动脱落。

（4）牙齿因外伤脱落或拔除。儿童活泼好动，容易发生碰伤、跌伤。乳前牙处在面部较为突出的部位，因而最容易受伤；乳牙的牙根较短，受到外力撞击后易移位或脱出，并常伴有牙槽骨骨折。乳牙外伤脱落造成的前牙缺牙间隙，在正常发育情况下影响不大，但要注意乳牙外伤可能对下面的恒牙造成伤害。

（5）某些特殊的全身疾病。儿童在 5 岁以前就出现牙齿脱落现象时，如果没有龋病、外伤病史，应引起高度重视，因其常与全身疾病有关。

一旦儿童出现乳牙早失，家长应马上带孩子到儿童口腔专科门诊就诊，拍 X 光片检查确定恒牙胚发育情况。否则，乳牙早失后可引起邻牙倾斜移位，使缺牙间隙变小，造成恒牙萌出困难或异位萌出，而导致牙齿不齐，还可引起恒牙早萌，尤其是乳牙有慢性根尖炎症。早萌的恒牙牙根未发育，咬硬物时可导致其松动，甚至脱落。而且过早萌出的恒牙表面釉质发育不全，钙化差，容易龋坏。因此，乳牙早失后一般应尽快到医院安放间隙保持器，以维持缺牙间隙；或做阻萌器，防止恒牙过早萌出。

13. 乳牙早期缺失怎么办？

根据解剖生理的知识，每颗乳牙在口腔中都占有一个空间，它们所以能排列在正确的位置，是受多方面的力量相互作用的结果。当儿童个别乳牙缺失时，这种力量发生了改变，相邻的牙齿可能会向缺牙的间隙处倾斜和移动，而改变其原来的位置关系。若不及时处理，会使牙齿间隙缩小或消失，导致继承乳牙的恒牙不能顺利萌出，出现过早萌出、迟萌、阻生或错位萌出，使牙齿排列不齐。当多数乳牙尤其是乳磨牙缺失时，除有上述危害外，不但缺牙区的颌骨和周围组织因缺乏咀嚼时的生理刺激而发育不良，还会导致恒牙牙弓（牙齿排列呈近似弓的形状称为牙弓）长度减小、不对称和咬合关系紊乱。若一侧缺失多个牙，造成儿童偏侧咀嚼习惯，会引起面部发育不对称等畸形。

由此看来，乳牙早期缺失，若不把缺牙间隙保持起来，将可能出现如上所说的各种后果。为了保持间隙，要制作一种人工装置来替代缺失的乳牙保持间隙不变，这种装置称为间隙保持器。一旦儿童出现乳牙早失，家长应带儿童到儿童口腔专科门诊就诊检查，需要拍摄 X 光片，请医生根据恒牙胚发育情况决定是否为儿童装戴间隙保持器（图 45)。

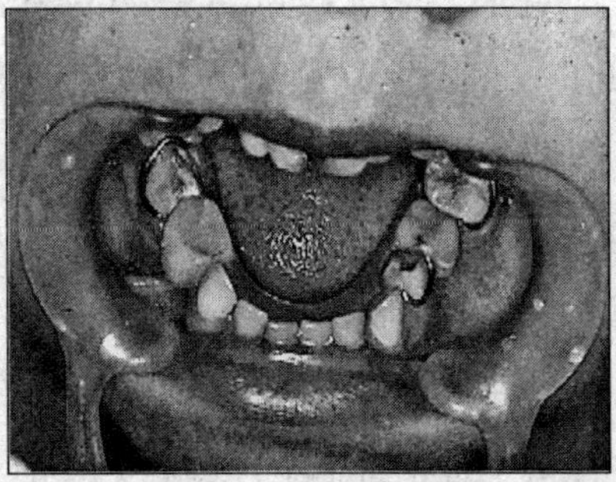

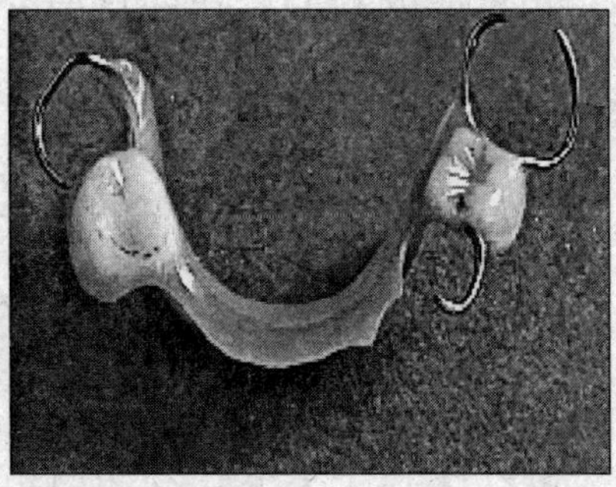

图 45　可摘式间隙保持器

14. 戴上间隙保持器后要注意什么?

乳牙早失后应带儿童到口腔科配戴间隙保持器。那么，在配戴期间，作为儿童和他们的家长来说，应注意哪些问题呢?

首先，要安全配戴间隙保持器。患儿配戴间隙保持器期间，家长应带他们到医院定期检查保持器情况，如活动间隙保持器的卡环有无变形，固定间隙保持器有无松动等，防止儿童对保持器的误吞、误咽。

其次，要提醒儿童注意口腔卫生。患儿配戴间隙保持器期间，应更加注意口腔卫生，家长也应做好监督工作，尤其要做好间隙保持器部位的清洁；以防止基牙龋坏，牙龈炎、口腔黏膜炎等的发生。

再次，要按时复诊。患儿应按照医生的计划定时复诊，及时调整配戴期间出现的问题。如固定保持器变形、脱焊、钢丝断裂等，固定保持器基托断裂、大小不合适等。平时家长也应注意观察间隙保持器有无明显破坏，并及时带儿童复诊。

15. 儿童前牙外伤折断后怎么处理?

儿童活泼好动，在体育活动、嬉闹玩耍时，常常会因意外的碰撞造成前牙外伤折断或脱落。此时，首先要区分患儿受外伤的牙是乳牙还是恒牙。

(1) 乳牙外伤的幼儿，如不能合作，一般不做保守治疗，可以拔除外伤牙，拔牙后定期观察新牙萌出情况。

(2) 如果外伤折断的是恒牙，尤其是刚长出不久的恒牙，家长要格外注意。争取在外伤后最短的时间到牙科门诊就医，拍 X 光片，检查牙根的发育情况以及牙根、牙槽骨是否有折断。由医生根据牙髓是否暴露，选择做保存活髓或去髓的治疗。治疗后应注意：①避免进食过凉、过热食物，不用患牙啃咬硬物。②注意口腔卫生，认真刷牙，预防菌斑堆积。③治疗后定期复诊观察，开始可以每隔 1～2 周复查一次，以后逐渐延长间隔时间，每次复诊由医生视病情选择治疗方法。

（3）如果儿童的前牙因外伤脱落了，不要惊慌着急，要尽快地把它送到有资质的牙科医生那里，请医生为其进行牙齿再植。由于儿童正处于生长发育旺盛时期，牙组织的修复再生能力很强，脱落的牙齿只要及时正确地处理，就可以重新栽入原来的牙槽窝内，待固定一段时间后，外伤牙齿就会恢复其功能，这种做法就是牙齿再植术。要注意的是，对于脱落的牙齿一定不要用手拿着和用纸包着带到牙科门诊，这种做法会使脱落的牙齿干燥脱水，不利于进行再植。脱落的牙齿若是沾了土，最好用生理盐水或自来水将牙齿彻底冲洗干净，不要用力擦洗（用力擦洗会破坏牙根部表面的牙周组织），冲干净后放入生理盐水中或者鲜牛奶中带到医院。

特别提示

牙齿脱落距再植牙时间的长短，是再植牙能否成功的关键。时间越短，再植的成功率越高。只要能保护好脱落的牙齿，在 30 分钟内植回牙槽窝中，治疗的效果一般比较理想。如果时间超过 30 分钟，就会降低再植的成功率。

乳牙外伤脱落后，一般不宜做再植回。

16. 摔伤乳牙后对恒牙有什么影响？

儿童前牙颌骨内正在发育中的继承恒牙，位于乳牙根尖的舌腭侧，乳牙外伤后可能会对其下方的恒牙胚产生如下影响。

首先，儿童颌骨发育还不完善，牙槽骨的骨质疏松，牙龈组织质地脆弱，在乳前牙摔伤时常伴有牙龈撕裂和牙槽骨的骨折，严重时唇侧骨板缺失，可使埋在牙槽骨里正处于发育期的恒牙胚暴露于口腔环境中，从而影响其表面釉质的钙化，导致釉质发育不全。因缺少牙槽骨的阻挡，恒牙可能过早地萌出，但其牙根尚未发育，咬物后可造成牙齿松动或脱落。

其次，乳前牙嵌入性脱位时，因上前牙恒牙胚位于乳前牙根尖部的腭侧，如乳牙移位方向偏向腭侧，乳牙根尖倾向于恒牙胚，可能会影响恒牙胚的发育，使恒牙牙冠和牙根弯曲变形，甚至使牙根发育停止。

再次，乳前牙外伤后未做根管治疗，受损的牙髓出现坏死、感染，导致急或慢性根尖炎症的发生，如感染扩散可影响在其下面的恒牙胚，使釉质变色或发育不全。

另外，乳前牙外伤脱落后，局部牙龈在长期咀嚼食物摩擦的作用下，牙龈增生角化变得坚韧肥厚，使恒牙在萌出时阻力增加，导致萌出困难，有时需要切除部分牙龈来帮助萌出。

因此，乳牙摔伤后一定要及时到医院治疗，定期观察，以便发现问题得到及时解决。

17. 乳牙食物嵌塞的原因是什么？

有不少儿童在吃饭时，牙齿间嵌塞了食物，会引起不适感和疼痛，进而影响儿童进食，严重时儿童会因此而拒绝进食，家长也为此烦恼不安。了解了食物嵌塞乳牙的常见原因，我们可以有针对性地预防。

（1）乳牙列的生理间隙。儿童在乳牙萌出形成完整的乳牙列初期，一般没有牙间隙，以后随着身体的生长发育，颌骨由小变大，有利于未来恒牙的萌出与排列。而乳牙并没有随着身体的发育而变大，这样牙齿间就出现了缝隙。这种牙间隙是儿童乳牙的生理间隙，生理间隙的大小除个体差异外，还与饮食结构有关。经常吃粗纤维、偏硬食物的儿童，其颌骨发育较好，生理间隙比进食精细食物的儿童间隙大；那些由于生理间隙不够大的儿童进食时，特别是进食粗纤维食物时，食物易嵌塞。

（2）乳牙列拥挤，牙齿排列不齐，易发生食物嵌塞。

（3）乳牙咬合面或邻面龋坏，易发生食物嵌塞。

（4）乳牙过早缺失后没有及时配戴间隙保持器，会造成邻牙移位对颌牙伸长，易发生食物嵌塞、龋坏、牙龈发炎、牙龈萎缩，妨碍儿童进食。对于因龋齿造成的食物嵌塞，要及时治疗，恢复牙齿的健康；因生理间隙、牙齿拥挤发生的食物嵌塞，要及时用牙线或牙签清除食物，保证牙齿的清洁。

18. 长出双排牙怎么办？

双排牙（图 46）的发生是由于恒牙胚不正对乳牙根尖部，而是在乳牙根的一侧生长，使乳牙根不能随着恒牙的生长全部吸收，而只发生一侧吸收。这样新生恒牙萌出，但乳牙仍很牢固，根本没有要脱落的迹象。

正常情况下恒牙在相应乳牙的正下方向外生长，并促使相应乳牙的牙根慢慢吸收变短，在适宜的时间脱落，使恒牙顺利长出。若恒牙生长的方向不正，偏向了乳牙的某一侧，那么乳牙的牙根不能正常吸收依然牢固，乳牙也就不能正常脱落。而偏离了正确方向的恒牙，在乳牙的里侧或外侧萌出，会形成双排牙齿的现象。

拔除迟脱的乳牙，新生恒牙可在舌头活动力量的作用下慢慢地回到正常位置。如牙间隙过小恒牙回复有困难，可借助于正畸治疗使牙齿回复到正常位置。

防止双排牙的发生，重要的是做父母的要细心观察儿童换牙期间的变化。一旦发现儿童恒牙即将萌出而乳牙仍未松动时，要及时去医院将乳牙拔除，使恒牙能在正常的位置上萌出。如果已经出现双排牙的情况，就应立即将滞留的乳牙拔掉。如此，就可以使错位的恒牙在生长发育的过程中，在周围肌肉组织的作用下，自行调整到正常的位置。

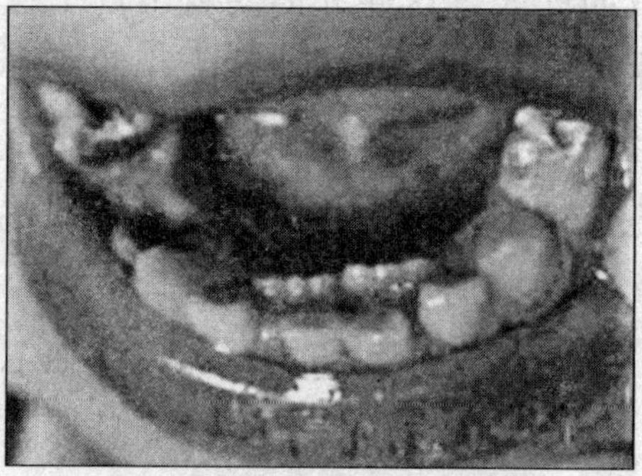

图 46　双排牙

19. 为什么大门牙萌出后会有缝隙？

儿童刚萌出的上颌两个门牙（中切牙）之间有 1 毫米左右的间隙是正常现象。以后随着其他邻牙的萌出，这一间隙会慢慢关闭。若门牙萌出 3 年后仍有较大的间隙，则应找牙科医生矫治。

门牙之间缝隙的出现与以下因素有关：①上唇系带位置过低。正常情况下，翻开上唇可以看见唇内侧中央有一条薄而窄的黏膜皱襞附着在距牙龈乳头上 3～4 毫米处，称为唇系带。婴儿期上唇系带与牙槽嵴顶相连，随着身体发育和牙槽嵴的增高，唇系带退缩。若唇系带退缩不好，位置仍然过低时，两门牙长出后则要受唇系带牵拉。②两牙之间有多生牙，多生牙或与正常牙一同长出，或埋在牙床骨内。埋在牙床骨内的拍 X 光片即可查出。

由于上唇系带位置过低引起的中切牙缝隙，可采用手术方法将系带移位，牙缝便可慢慢合拢；由多生牙引起的缝隙，应根据医生的诊断拔除多生牙后再行矫正治疗。

20. 乳牙脱落后恒牙是否会马上长出?

儿童的替牙期从 6 岁开始，乳牙逐个脱落而恒牙相继萌出，大约到 12 岁时完成替牙。替牙的过程是继承恒牙牙胚向咬合面的移动，逐渐到达乳牙牙根的正下方，使乳牙的牙根吸收，乳牙的牙根吸收完全后乳牙脱落，恒牙萌出。每一颗乳牙的脱落到恒牙萌出都有相应的时间范围（萌出的时间可参考本书口腔常识篇中“乳牙什么时候萌出，什么时候脱落”中有关内容）。乳牙在正常脱落后，大部分恒牙可随后萌出，但有时恒牙也不会马上萌出。因为恒牙是在牙根发育过程中产生萌出力，使恒牙向牙龈方向移动逐渐萌出，特别是上前牙尤为明显。上前牙替换较早，儿童在开始替牙时颌骨正处于发育期，牙弓窄小。而恒牙萌出后体积将不再变化，因此它的体积要比乳牙大很多。乳前牙脱落后缺牙间隙的宽度不够恒牙萌出的位置，恒牙可能不会萌出。随着颌骨的发育，牙弓变宽有足够的间隙后，恒牙就会萌出，有时需要半年到一年的时间。如果拍 X 光片后发现恒牙发育正常可不需处理，观察其萌出。另外一些因外伤或严重龋坏过早缺失的乳牙，在其脱落后，恒牙也不会马上萌出。

21. 什么是多生牙，它有什么危害?

一般成年人共有 32 颗牙齿，超过这个数目多长出来的牙齿，就叫做多生牙。多生牙可能导致牙齿排列不齐，或造成下颌骨后移。那么，多生牙通常会长在哪些位置、有哪些危害呢?

多生牙的形状、大小不一，可以长在口腔颌骨的任何部位，但在儿童的上颌最多见。家长常发现儿童两颗门牙之间长出一颗又细又圆又长的牙，类似于锥形，叫正中牙，是多生牙中最常见的一种；在第三磨牙（即最后一颗恒牙）的后方，也常长出一颗小磨牙，称为第四磨牙，也是多生牙的一种；另外一种叫副磨牙，夹在上磨牙的牙缝中间。

多生牙若在牙弓内，就会侵占恒牙的位置。若在恒牙萌出后长出，则在牙弓外，形成双层牙。还有的多生牙不萌出而埋伏在颌骨里，逐渐压迫邻近牙根，影响邻近牙的生长发育，导致牙齿排列不齐，影响口腔美观。

多生牙一般是在儿童换牙时长出，它的长出常使恒牙不能顺利萌出，即使勉强萌出，也是排列不齐，拥挤不堪，容易藏食物残渣，给龋齿、牙龈炎的发生创造条件。此外，还常有孪生者，它们的形状可以一模一样，据统计大约在1 000个孩子中，有 4～10 个长有多生牙；在伴有腭裂等畸形的病儿中，多生牙的发病率高达 37％。

由于多生牙会影响牙齿排列，影响日常口腔清洁，导致龋齿的发生，还会影响脸型的美观等。因此，口腔医生建议最好拔除多生牙。

22. 替牙期儿童为什么易患龋齿?

儿童大约在 6 岁时，口腔内第一颗恒牙开始萌出，乳牙陆续脱落，也就是通常说的换牙。这时，口腔内既有恒牙又有乳牙，一直到 12 岁左右替换结束，这个时期在医学上称为替牙期。在这段时间里，由于乳牙、恒牙并存，随着年龄的增长，患龋齿的可能性也增加。龋坏发展与下列因素有关：

（1）刚萌出的牙齿尚未发育成熟、矿化程度差、结构复杂，容易受到有害物质的侵袭，食物残渣进入后不易清洁。

（2）牙齿从萌出到能切割、咀嚼食物需要一定的时间，乳、恒牙并存，颌骨的发育与牙齿发育不能同步进行，造成牙齿排列拥挤或牙齿排列稀疏，给口腔的清洁造成一定困难，易诱发龋齿。

(3) 儿童一般刷牙比较马虎，不能很好地清洁口腔卫生。

23. 儿童吸吮手指会造成哪些危害？

儿童在建立咬合的过程中，往往会出现各种口腔不良习惯，其中吸吮手指是最常见的一种（简称吮指）。造成吮指的原因很多。主要是断乳时间不长，使用了形态不良的奶嘴，以及不适当的方法，使婴幼儿的欲求不能满足，导致了他们心理上的不满足感；早期断乳、喂养姿势不正确等也会促使儿童养成吮指的习惯。

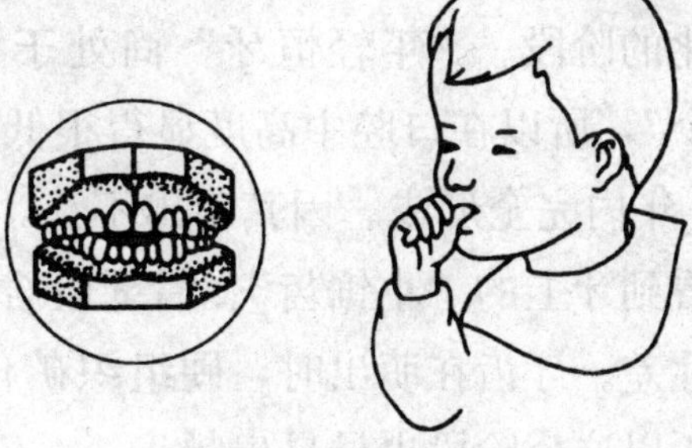

图 47 吸吮拇指习惯造成前牙开合

婴幼儿阶段的吮指可能会造成牙齿的暂时性的错颌畸形，即上下前牙不能咬合；吮指习惯持续到 4 岁以后，会引起口腔肌肉的异常功能以及咬合关系的变化，甚至错颌；吮指常会引起上下牙前突，形成前牙深覆盖，甚至导致前牙的间隙，继而产生不良的舌习惯并形成牙齿开合（图 47），使面形牙弓长度、高度及宽度都有明显的变化；还会影响发音以及牙齿正常的切割功能。所以，在纠正吮指引起的错颌时，首先要纠正这些不良习惯。可以采取行为疗法和心理疗法，多讲解、多说服，制止这种动作，或给幼儿的手指戴上指套等。

24. “大板牙” 是怎么回事？

儿童换牙大约从 6 岁开始，上门牙萌出较早，新长出的恒前牙体积明显大于脱落的乳牙，而旁边的牙齿还未替换。所以，两颗门牙格外醒目，是一种正常现象，民间称为大板牙。恒牙一般都比相应的乳牙体积大，特别是门牙。替换后的恒牙体积大小是固定的，不会再长大。而儿童处在生长发育期，面部外形还在变化，牙弓的长度和宽度都要增加变大；待乳牙替换完成，面部发育也基本完成后，看起来就会协调美观了。

25. 为什么新长出的恒牙叫“年轻恒牙”？

当恒牙刚刚萌出，还没有长到它应该达到的位置，在形态和结构上也没有完全形成和成熟，通常称为“年轻恒牙”，因正处于牙齿生命中最年轻、最有活力的阶段，也是最不稳定、最易变化的阶段。“年轻恒牙”尚处于不断萌出中，还在不停地“长个”，所以在口腔中高度显得很低，牙根没有形成，在萌出后2～3 年内完全形成。因其萌出不久，磨耗少，形态清晰，人们还能看到牙上的“小锯齿”。后牙咬合面沟嵴明显，形态复杂，自洁性差。牙齿在萌出时，硬组织矿化度低，溶解度高，渗透性强。所以这个阶段也最易患龋齿。

年轻恒牙萌出后，血管丰富，生命力旺盛，因此抗病能力及修复功能较强。

26. 什么是“六龄齿”，为什么要重点保护？

儿童 6 岁左右，在乳磨牙的后方、上下左右各长出一颗恒牙，就是第一恒磨牙。因为是在 6 岁左右萌出，所以又称为“六龄齿”（图 48）。

六龄齿在整个恒牙牙列中牙冠最大，牙根长且分叉，牢固地埋植于牙槽骨中，在人的一生中承受的咀嚼力最大，在咬碎、研磨食物的过程中起主要作用。六龄齿是口腔中萌出最早的恒牙，它的位置非常重要，上、下颌六龄齿咬合关系的建立，确立了口腔中其他牙齿的萌出高度。

六龄齿由于本身结构的特点，很容易患龋齿；因咬合面大，牙尖高耸，窝和裂沟深而细小，很容易积存食物残渣并形成牙菌斑。刷牙时这些部位很难清洁干净，因此容易发生龋齿。再者，六龄齿是在第二乳磨牙后方萌出的，它萌出时不参与乳牙替换，甚至其他位置的乳牙还没有开始脱落。所以通常人们对恒牙萌出的特点了解不多，只注意到了儿童的替牙，而忽视了乳磨牙后方长出的新牙。在牙科门诊经常见到许多患儿刚刚萌出六龄齿就已经龋坏很深，感染到牙髓（牙神经）组织了。而家长还不知道自己的孩子已经长出恒牙，误认为六龄齿是早晚要替换掉的乳牙，而没有采取积极的态度去就诊，贻误了检查治疗时机。

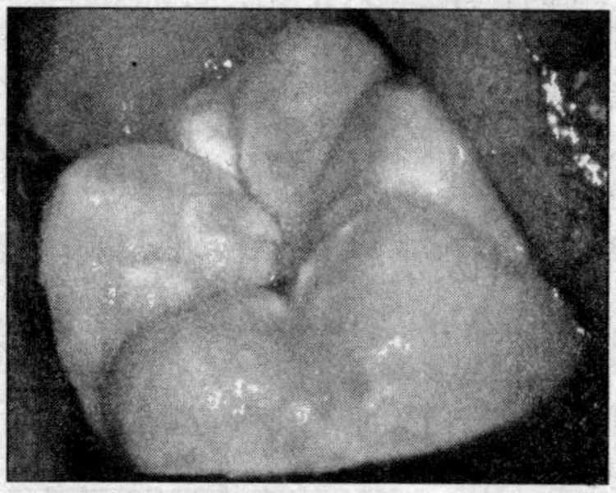

图 48　六龄齿

那么，怎样才能早期防治六龄齿的龋坏呢？首先，我们要了解六龄齿的萌出时间，应在儿童 6 岁左右时注意观察他们的乳磨牙后方有没有新牙长出。当六龄齿萌出、龋齿尚未发生时，可到医院采取措施预防龋齿的发生。此外，保持良好的口腔卫生，定期进行口腔检查也十分必要。教会儿童正确的刷牙方法，坚持每日早、晚各刷一次，刷牙时着重刷净六龄齿的咬合面和颊面。家长应每半年带儿童到医院做一次口腔检查，以便及早发现问题及时治疗。

27. 新生儿口腔内长的“白膜”是怎么回事？

新生儿口腔长出白色膜状物，如同在黏膜上覆盖了凝结的奶块，又像在口腔黏膜上撒了一层乳白色的细米糠糊糊，覆盖在口腔的舌、颊和咽喉部的黏膜上，新生儿常因此啼哭不止，不愿进食。这是怎么回事呢？

这种病多见于新生儿和6个月以内的婴儿，也偶尔见于老年体弱者口腔内，这是由白色念珠菌感染所致，医学上称其为急性假膜性念珠菌口炎。因婴儿的抵抗力比较低，容易感染发病。病损经常发生在唇、颊、舌、腭部的黏膜上，患处可见乳白色的绒毛状斑点或融合斑片，很像凝结的奶斑，稍微隆起，也叫鹅口疮，俗称雪口（图49）。患儿没有很大痛苦，一般也没有明显的全身症状；有时可表现拒食、不安或轻度发烧。当患儿抵抗力极度低弱时，也有可能向咽喉、气管和食道蔓延而引起严重的并发症。另外，鹅口疮也可因长期应用大量广谱抗菌素后菌群失调或真菌加快繁殖而引起。鹅口疮患儿的奶瓶、奶嘴和食具，用后应消毒并保持洁净、干燥。若为母乳喂养，应在哺乳前将乳房擦洗干净，可以避免重复感染。

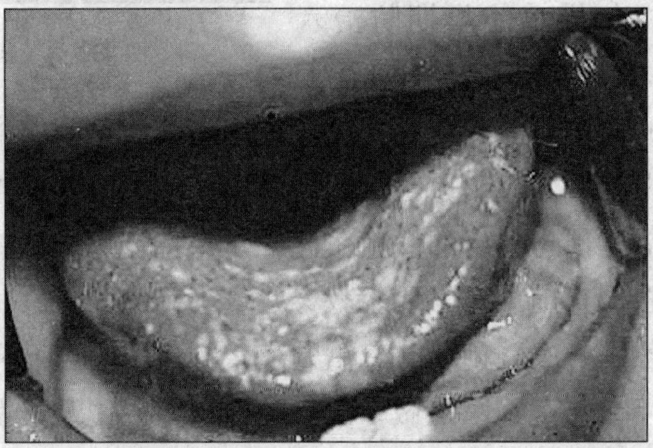

图49 鹅口疮

28. 幼儿发烧后嘴周围及口腔黏膜起泡是怎么回事？

幼儿发烧后，嘴周围及口腔黏膜起泡，如果是由单纯疱疹病毒感染所造成的，称为原发性疱疹性口炎，多发生于6岁以下的儿童，6个月至2岁的婴幼儿更容易得病。这种口炎往往在发病前的2～3天有发烧、流口水、拒食等症状，之后口腔内才出现病损。疱疹可发生在口腔黏膜的任何部位，如常在唇、颊、舌、腭部的黏膜上，充血发红，出现成簇或分散的针头大小的水泡，形成小圆形的潜在溃疡，相邻的小溃疡可以融合，形成片状的溃疡面，有烧灼痛，影响进食。有些患儿在口角和唇的皮肤上也会出现疱疹。本病的发病急，而且在口腔内侵犯的范围也比较广泛，影响喂奶和进食，常使患儿很痛苦。但是，这种口炎是一种病毒的感染，经常有自限性，虽然症状表现严重，但只要合理治疗和护理，一般7～10天可以完全康复。

29. 什么是手足口病，如何预防？

手足口病是由多种病毒引起的。这些病毒属于肠道病毒，最常见的为CoxA16和肠道病毒71型。手足口病主要侵犯5岁以下儿童，手足口病以皮疹和口腔溃疡为特征，部分患者伴有低热。皮疹多分布在四肢的远端，如手指、足趾和手掌面。另外还有口腔溃疡，口腔溃疡多伴有疼痛，患儿由于口腔疼痛，有时会拒绝进食，流口水。有些患儿可能只有皮疹或口腔溃疡。在夏、秋季节，如果儿童出现皮疹和口腔溃疡，家长应警惕是否患上了手足口病。

手足口病主要侵犯儿童。患儿家长应经常开窗通风，保持居室整洁、卫生。饭前、便后一定要让患儿洗手；夏天不要让患儿多吃冷饮，不能喝生水，生吃瓜果一定要洗干净、削皮；没有吃完的食品一定要充分加热，不吃易变质的食品；患儿的餐具、玩具等用品，要及时消毒，预防病从口入。同时，少让幼儿去拥挤的公共场所，减少被感染的机会。

手足口病容易在幼托机构和学校暴发，所以幼托机构和学校应该建立晨、午检查制度，注意观察幼儿的体温、口腔和手，以便早期发现患儿，早报告相关部门，早期隔离患儿，同时也应做好日常用具、玩具、餐具、便器、床上用品等的消毒，防止扩大传播。

八、老年口腔病症

1. 老年人为什么容易龋齿，如何治疗？

老年人龋齿以牙根面龋比较常见，而且发展很快。老年人由于牙龈组织萎缩或退缩、牙根暴露、牙根面自洁作用较差，所以牙菌斑很难彻底清除，易附着在牙骨质上，使其发生软化，造成根面龋坏。

根面龋治疗与其他类型的龋病治疗方法基本相同。首先需去除腐质，然后用充填材料填塞。如果不及时治疗，龋病进一步发展会侵犯牙神经，导致牙髓及根尖周的炎症。所以，老年人在日常口腔保健时，除了使用保健牙刷正确刷牙外，还要配合使用牙线或牙间隙刷清洁牙齿的根面，可避免龋齿的发生。

2. 老年人为什么牙本质容易过敏，如何治疗？

牙本质过敏是牙齿在遇到外界温度变化、化学和机械性等刺激时引起的一种异常酸痛感。这种酸痛的症状有时可以在短期内逐渐减轻而消失；有时可持续很长的时间。牙齿敏感的程度常因人而异，如果磨损的过程越快，暴露的面积就越大，则酸痛感就越明显。

常用的局部脱敏治疗方法：用高浓度氟膏、氟保护漆、锶化物制剂等局部涂擦治疗；患者也可使用脱敏牙膏刷牙；咀嚼茶叶、核桃仁等方法自我治疗。

3. 为什么老年人易发生牙周疾病？

老年人牙周病的发生有局部因素和全身因素。

局部因素包括：

①由于牙面磨耗过重，牙齿正常的解剖外形改变，易造成食物嵌塞，牙龈退缩，咀嚼食物时起不到清洁牙面作用而导致自洁作用较差。

②老年人唾液较黏稠，唾液中的矿物质易附着于牙面上形成牙石；单侧咀嚼，无功能牙的存在等都可导致牙石堆积。

③老年人的咬合创伤较普遍，也是造成牙周病的原因之一。

④不良修复体是造成老年人牙龈炎症和牙周破坏的另一个常见因素。

全身因素主要是指老年人全身系统性疾病，如糖尿病、肝脏疾病、内分泌疾病、肿瘤或放疗导致的全身抵抗力下降，也是造成老年人牙周病多发的系统性因素。

4. 牙龈萎缩是怎么回事？

牙龈萎缩是老年人普遍发生的一种病症，是指牙龈缘位置退向根方，退缩使牙根暴露，严重者可发生牙槽骨吸收。过去认为，这是一种老龄化的变化，但也有许多老年人健康的牙龈无明显退缩。有专家认为，成年人健康牙周组织随着年龄增长的变化，每 10 年退缩 0.17 毫米，由此推算，老年人牙龈大约会退缩 0.7 毫米，临床上一般不容易观察到。因此目前普遍认为，牙龈退缩是由于牙周组织长期受到各种损伤、刺激而累积造成的。如刷牙不当、不良修复体压迫龈缘、食物嵌塞、不正常的咬合力；牙周病治疗后，也有牙龈退缩。牙龈退缩，使牙齿易发生楔状缺损或牙本质敏感，暴露的根面易发生龋坏。

5. 老年人为什么容易口干？

口腔干燥的患者随着年龄增长而增加，约有 40%的老年人都会感觉到不同程度的口腔干燥。一般认为，口干症由老化引起。因为与青年人相比，老年人身体的总蛋白量减少；蛋白质及电解质发生质的改变，缓冲能力下降。

也有专家指出，老年人唾液减少并不是由老化本身造成的，而是由与老化相关的用药及疾病引起，即口干症是由医源性及疾病两种因素引起的。并认为抗胆碱能活性药物及拟副交感神经药物是造成口干症的主要原因。接受过头颈部放疗的病人常会继发严重的涎腺功能低下。造成口干症的疾病一般包括舍格伦综合征、结节病及糖尿病等。原发舍格伦综合征一般同时出现口干、眼干，多伴有系统性外分泌腺功能低下。

MINGYI

MINGJIA TAN

KOUQIANGJIBING

第四篇

口腔疾病预防与保健

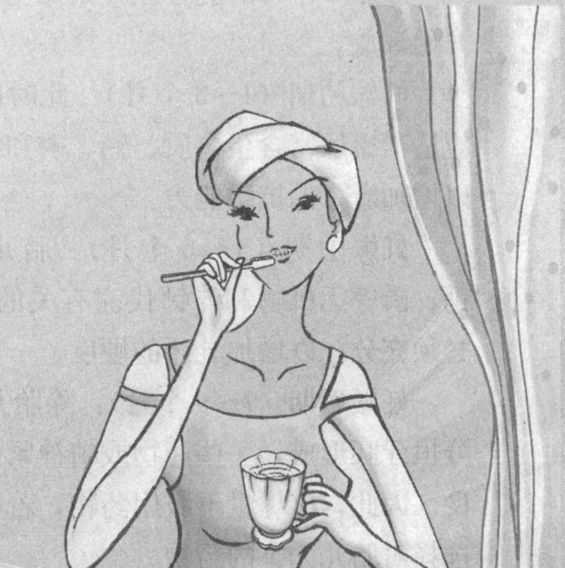

一、疾病预防

1. 防止儿童牙釉质发育不全要从什么时候开始?

釉质发育不全是牙釉质在发育过程中，受到某些全身或局部因素的影响而出现的釉质结构异常。釉质发育不全的主要表现为牙齿变色和牙釉质缺损。牙齿变色是釉质由无色变为深白色（牙齿本色）或黄褐色，缺损指的是釉质出现实质性缺损。

胚胎 2 个月时乳牙胚开始发生，胚胎 4 个月时乳牙的硬组织开始形成。

妊娠初期（1～3 个月）：此时胎儿乳牙牙胚处于形成阶段，应适当摄取富含蛋白质、钙、磷和维生素 A 等微量元素的食物，以增加乳牙的抗龋能力。

妊娠中期（4～6 个月）：胎儿乳牙牙胚处于矿化的阶段，钙、磷等无机物和与钙代谢有关的维生素 A、维生素 D 的摄取必须充分，以增加乳牙的硬度。

妊娠后期（7～9 个月）：除胎儿的乳牙已经形成外，还有部分恒牙胚形成，一些药物或精神紧张均会造成胎儿的牙齿发育不良。因此，应尽量不服用药物，若必须用药时，应在医生指导下选择对胎儿无害的药物。

全身营养失调，特别是钙、磷、维生素 A、维生素 D、维生素 C 的失调。佝偻病患儿的釉质发育不全与维生素 D 缺乏有关。甲状旁腺素缺乏和维生素 D 引起的低钙血症也可出现釉质发育不全。有人调查发现，在手足虚弱症的 112 名新生儿中，有 63

名（占56%）儿童出现乳牙釉质发育不全。在早产儿的调查中，约有一半儿童出现乳牙釉质发育不全。

食物中的钙、磷和维生素D、维生素C、维生素A和多种维生素B，是形成坚固牙齿的要素。孕妇和儿童应摄入足够富含上述元素的食物，如乳制品、肉、蛋和各种豆类等。而在牙齿萌出后口服钙片，增加牙齿的钙化作用很小。

硬组织发育不良的牙齿，在口腔环境中很容易被腐蚀，形成龋齿，应特别注意防龋。因此，要想拥有一副健康、坚固的牙齿，不但要注意口腔保健，还要做好妇幼保健。

2. 如何预防四环素牙？

四环素牙是在牙齿的发育矿化期间服用了四环素族药物，使牙齿着色。孕妇如果服用了四环素，还可在母体通过胎盘引起乳牙着色。所以，预防四环素牙就是要严禁给孕妇及七岁以内的儿童使用四环素族药物，如四环素、土霉素、金霉素、强力霉素等。

3. 如何预防喂养龋？

喂养龋主要发生于上颌乳切牙的唇面，且较快发展成广泛性龋。为了预防喂养龋的发生，建议您：

（1）提倡母乳喂养。

（2）一定不让婴儿抱着奶瓶、含着奶嘴睡觉，并尽早让婴儿学会用碗、勺吃饭。

（3）用奶瓶喂养婴儿时，喂完奶后，给婴儿喂点温开水，用纱布或脱脂棉帮助擦拭、清洁口腔。最迟在一岁半以后应停止使用奶瓶。

4. 为什么人工哺乳姿势会影响宝宝牙颌畸形？

正常的哺乳不仅使婴儿得到继续生长发育的营养，也可避免发生牙颌畸形。通过吮吸母乳这种正常的功能性刺激，可使下颌产生适当的向前伸的运动，逐渐将下颌的位置从偏后稍向前伸，调整到合适的位置。这时婴儿上下颌的关系才能协调。

人工哺乳时由于婴儿的姿势、奶瓶的位置及人工奶头穿孔大小的不同，可产生不同的后果。如果不合适，则会造成牙颌畸形。

当婴儿平卧时哺乳，由于人工奶头孔较小，有时因家长或托儿所阿姨事情多，忙不过来时，甚至会让婴儿自己抱着奶瓶。这时，婴儿下颌过度前伸用力吸吮才能吸出奶水。另一方面，婴儿抱奶瓶时间一长，手累了会抱不住奶瓶，则奶瓶便倒下来压在鼻子上。这时奶头角度斜向下前方，下颌更加向前伸才能吸出奶水。经常如此哺乳，会造成前牙反颌下颌前突畸形，就是常说的“地包天”。

若婴儿坐着哺乳，人工奶头开孔又大，则下颌功能性前伸运动不足，加上自己抱着奶瓶，手累时则瓶子会向下倾斜，压到下颌，而奶头向上斜挤压到上颌前牙的腭侧。久之，形成上颌前突和下颌后缩

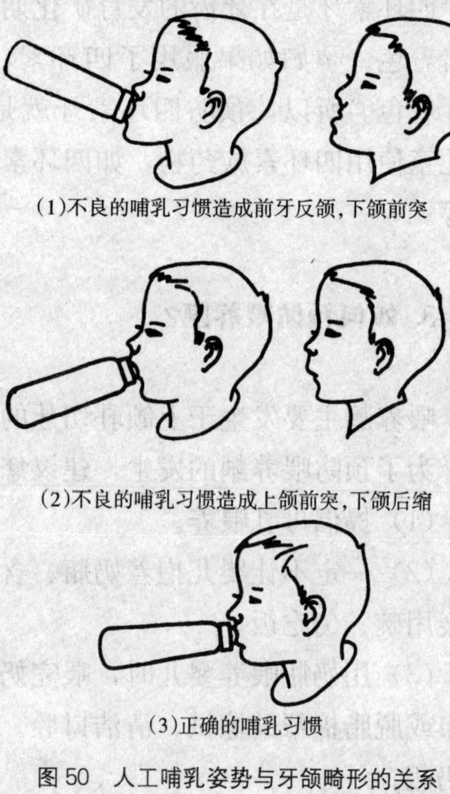

(1)不良的哺乳习惯造成前牙反颌，下颌前突

(2)不良的哺乳习惯造成上颌前突，下颌后缩

(3)正确的哺乳习惯

图 50　人工哺乳姿势与牙颌畸形的关系

的畸形，就是人们说的“小下巴”。

正确的人工哺乳姿势是家长或阿姨将婴儿放在大腿上，左手抱着婴儿，使婴儿呈半坐状态（小婴儿呈半卧状态），右手持奶瓶。奶瓶位置与地面平行，既不压上颌也不压下颌。人工奶头孔大小适当，奶的温度适宜。这样，婴儿吮吸动作时下颌前伸运动近似于吮吸母乳时的情况，使下颌骨得到正常的发育，可避免由于人工哺乳的不良姿势造成牙颌畸形（图 50）。

5. 什么是窝沟龋，如何预防？

儿童乳磨牙和成人双尖牙、恒磨牙（俗称后槽牙）的咀嚼面在刚发育完成时凹凸不平，有一些天然的窝沟和裂隙，牙菌斑和食物残渣很容易堆积在这些部位，而且刷牙也很难清除干净。时间长了，窝沟部位就会发生龋坏，即形成窝沟龋齿。

目前国际上预防窝沟龋齿最主要的方法是进行窝沟封闭。窝沟封闭是一种不需要去除牙体组织，在牙面的点隙裂沟涂一层一种高分子合成树脂（窝沟封闭剂）。目的是隔绝口腔致龋环境，保护牙釉质不受细菌及其代谢产物的侵蚀，进而达到预防龋病发生的目的，是一种有效的防龋方法。

6. 什么情况下应做窝沟封闭？

窝沟很深的儿童乳磨牙、成人双尖牙或磨牙，牙齿有多个龋坏的，有喜吃甜食，而又不认真刷牙的，在牙齿完全萌出后即可做窝沟封闭。

那么，哪些儿童适合做窝沟封闭呢？概括起来说，一般在磨牙萌出后 1 年之内做窝沟封闭效果最好。因为新萌出的牙齿表层钙化不足，耐酸性差，容易发生龋齿（图 51）。所以应尽早采取预防措施；另一方面，因刚萌出的牙齿表面窝沟深，此时封闭剂不易脱落，防龋效果最好。窝沟封闭适合以下儿童：

3～4 岁儿童，封闭乳磨牙。乳磨牙 3 岁左右萌出，11～12 岁左右才替换，在口腔中停留时间较长。如果有条件，此时应做窝沟封闭。不过，由于儿童年龄小，大多不会配合医生治疗，乳磨牙做窝沟封闭比较困难。

7～8 岁的儿童，第一恒磨牙（六龄齿）萌出时间是 6 岁左右，是口腔中萌出最早的恒牙，也是发挥咀嚼功能、影响牙齿排列、影响颌面部发育重要的 4 颗牙齿（左上、左下、右上、右下），必须重点保护。提醒家长要注意的是，牙齿必须完全萌出，没有牙龈（牙肉）覆盖，才能做窝沟封闭。否则受牙龈沟液影响，封闭剂容易脱落，达不到防龋目的。

11～14 岁的儿童，双尖牙、第二恒磨牙刚刚萌出，做窝沟封闭效果最好。

对口腔卫生不良的残疾儿童，虽然年龄较大或牙齿萌出口腔时间较久，也可考虑适当放宽做窝沟封闭的年龄。

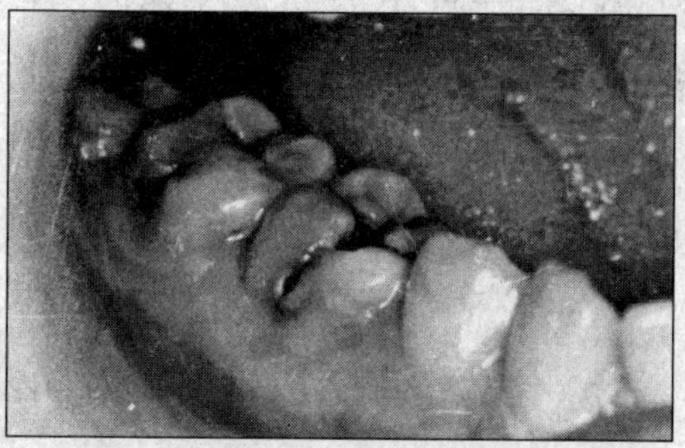

图 51　龋齿（或有患龋倾向）

做了窝沟封闭以后，应每隔 3 个月、半年、1 年到医院检查一次。只要封闭剂能够完整存在就可起到防龋的作用。如果封闭材料脱落，应重新封闭。

7. 做窝沟封闭有哪些步骤？

（1）清洁牙面。使用锥形小毛刷或橡皮杯，蘸取适量清洁剂清洁准备进行封闭的牙齿。

（2）酸蚀牙面。清洁牙面后将牙面吹干，用棉球隔湿，取酸蚀剂放在要封闭的牙面上。

（3）冲洗、干燥。酸蚀后用水加压彻底冲洗牙面，冲洗后立即更换隔湿棉卷，不能让儿童自行吐出或漱口。

（4）涂封闭剂。完善隔湿后，涂布适量封闭剂在经酸蚀后的牙齿窝沟处。

（5）固化。大约离牙尖 1 毫米处照射光固化封闭剂。

（6）检查。封闭剂固化后进行全面检查，如果发现问题及时处理。封闭后，还应定期（3 个月、半年或一年）复查，观察封闭剂保留情况，如脱落应重新封闭（图 52）。

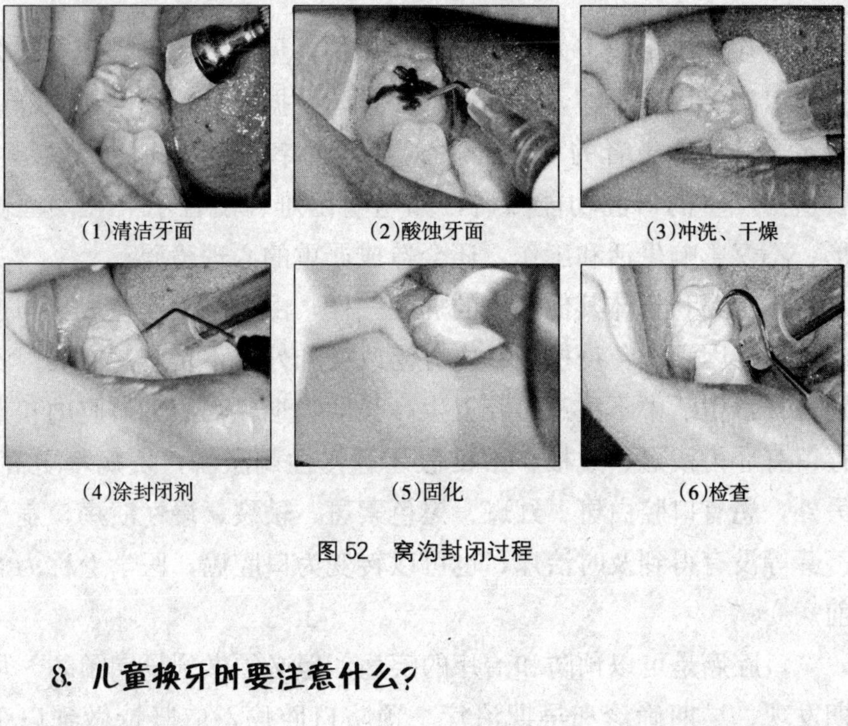

(1)清洁牙面　(2)酸蚀牙面　(3)冲洗、干燥

(4)涂封闭剂　(5)固化　(6)检查

图 52　窝沟封闭过程

8. 儿童换牙时要注意什么？

儿童从 6 岁开始换牙，在其后的 6～7 年时间内替换完毕，这一时期称为替牙期。替牙期儿童应注意以下几点。①加强乳牙、恒牙龋齿的防治，使儿童养成良好的口腔卫生习惯，如早、

晚刷牙，饭后漱口，并要持之以恒。②要注意儿童的乳、恒牙替换是否正常进行。女童往往较男童早萌出约 5 个月。萌出的时间间隔一般是 10 个月左右。③要注意乳牙是否有早失，恒牙是否有迟萌的情况。当乳牙脱落而恒牙未萌出时，则要制作简易的间隙保持器以确保同位置恒牙的顺利萌出。④要注意替换的恒牙大小、形态、位置是否正常。切勿将萌出的恒牙当作乳牙拔除；牙齿位置不正常的很易形成错颌畸形，需要等乳、恒牙替换完毕后进行正畸治疗。

9. 如何预防口腔颌面部的恶性肿瘤？

癌症是严重危害人身健康和生命的常见病，但至今还有很多人对口腔癌认识不够，不知道怎样预防。据统计，我国口腔癌患者占全身癌症患者的 5%～8%，且死亡率较高。即使治愈，也要遗留严重的口腔功能障碍，如咀嚼困难、发音不清和颜面畸形，不仅影响生活和工作，还会造成严重的心理障碍。

口腔癌和身体其他部位的癌症一样，由很多因素造成，与遗传、精神因素、免疫机能、内分泌改变和外界不良刺激有关。特别是日常生活中不注意口腔卫生，长期吸烟、喝酒，口腔内长期存留有牙齿残冠、残根、不良假牙等慢性刺激者，发病率更高。另外，患有口腔白斑、红斑、黑色素斑、皲裂、慢性溃疡、扁平苔藓等没有得到及时治疗，也可以转变为口腔癌，医学上称为癌前病变。

口腔癌是可以预防和治疗的疾病。但必须做到早期预防、早期发现、早期确诊和早期治疗。预防口腔癌，应坚持做到以下几点：

(1) 日常生活有规律。避免过度精神紧张和心情忧郁，坚持适当体育锻炼。

（2）加强口腔卫生护理。坚持早、晚刷牙和饭后漱口，清除牙垢和菌斑。

（3）戒除烟、酒嗜好。据统计，口腔黏膜白斑病人中，80%都有吸烟嗜好。烟中含有大量有害化学物质，其中煤焦油、苯并芘和放射性钋都是致癌物质，可诱发口腔白斑，进而转变成口腔癌。据调查，单纯饮酒者发生舌癌的占38%；如果同时吸烟者，可增加到75%。所以，戒除烟、酒是预防唇癌、舌癌的最好方法。

（4）注意饮食卫生。俗语说“食味和调，百病不生”。据调查，癌症病人中有60%以上的病人是由饮食不当引起的。日常生活中要少吃脂肪多和煎炸的鱼、肉类食品。脂肪可使体内激素增加，刺激内分泌改变；煎炸食品在煎炸过程中，可使油脂产生杂环化合物，促进癌症发生。多吃天然食品，动物食品与植物食品适量搭配，粗粮和细粮搭配，用科学方法烹调。

（5）加强自我防癌意识，定期检查口腔。因为有些牙病和口腔黏膜病初期的症状并不明显，容易被忽略，需请医生协助检查，必要时要做进一步检查和治疗。

10. 常见口腔不良习惯有哪些，怎样避免？

（1）常见的口腔不良习惯有：

①舌习惯。多发生在替牙期，儿童常用舌尖舔弄松动的乳牙或刚萌出的恒牙。舌习惯包括吐舌习惯和舔舌习惯。吐舌习惯是舌吐在上下前牙之间，阻碍恒牙的萌出，形成菱形的开口隙。舔舌习惯是用舌尖舔上下前牙的舌侧，使前牙向唇侧倾斜、散开，出现牙间隙。

②吮指习惯。有70%的婴儿从3～4个月开始有吮指的动作，这种动作在2岁以后逐渐自行消失。在这段时间内吮指动作属于生理活动；如果在3岁以后仍不停止，就属于不良习惯。吮

指时，拇指含在上下牙弓之间，会造成前牙小开合。而且，由于口内外肌肉动力的不平衡，两颊收缩而使牙弓狭窄、上前牙突出、开唇露齿。

③咬唇习惯。多为咬下唇，使上前牙向唇侧倾斜并出现牙间隙，咬上唇则形成前牙反颌。

④咬物习惯。多见咬铅笔及啃指甲，还有的咬三角板、衣角、袖口、手帕、被子角及吮橡皮奶头等不良习惯，久之，会造成局部小开合。

⑤下颌前伸习惯。学龄儿童喜欢模仿他人，如喜欢模仿下颌前突的患者，长时间后会形成下颌前突。

⑥偏侧咀嚼习惯。多因一侧牙有深龋，乳磨牙早失，迫使儿童只能用健康的一侧牙齿咀嚼。日久，咀嚼一侧发育良好，废用一侧则发育不良，形成面部不对称的畸形。

⑦其他不良习惯。如儿童睡觉时经常用手、肘或拳头枕在一侧的脸下；或俯卧睡觉时，口面部对着枕头，或平时用手托一侧腮的习惯都可能妨碍发育，造成牙颌畸形。

（2）对于儿童口腔不良习惯，首先从说服教育引导着手，如果说服无效，则要采取一些措施。例如：

①经常吮指的儿童，可在其手指上涂抹苦味药或戴上指套。

②有吐舌、咬唇、吮指等习惯的，可找医生做不良习惯破除器。

③偏侧咀嚼的患儿，要及时治疗病牙，使两侧牙齿健康，并要经常地提醒儿童坚持用不常用一侧的牙齿咀嚼食物。咀嚼能自如，两侧牙齿才能均衡发展。

④7 岁以上的儿童已形成的牙颌畸形，则应找医生进行矫治。

11. 预防儿童牙颌畸形为什么要从胎儿期开始？

自母体怀孕第三周开始，胎儿面部开始发育，怀孕第二个月时，胎儿乳牙的牙胚开始形成；直到成人 20 岁左右，第三磨牙的牙根完全形成与恒牙列完全建立。在这段生长发育期内，牙齿、颌骨与颜面部均处于不断的生长发育变化中，任何影响生长发育的因素都会导致牙、颌、面的畸形。所以，预防牙颌畸形要从胎儿期开始。

（1）胎儿时期。应注意母亲妊娠期的营养和健康，避免孕妇患风疹等易造成胎儿先天畸形的疾病。怀孕后 2 个月患风疹的母亲可致患儿牙颌畸形、乳牙萌出晚，以及牙齿数目、形态异常和颌骨发育紊乱。所以，孕妇应避免先天性营养缺乏症，如维生素 A 缺乏能引起唇裂，维生素 B_2 缺乏能发生唇腭裂等；应适当补充各种维生素。应避免发生传染性疾病，如梅毒能引起胎儿的牙颌畸形。要防止意外损伤和临产时产钳使用不当造成颌面部畸形，努力保证胎儿的正常生长发育。

（2）婴儿时期。是婴儿体格生长的快速期，脑部发育也很迅速，消化功能相对较弱，容易有腹泻和呕吐，也易患佝偻病和贫血。所以，应重视婴儿的营养与健康，为牙颌系统的健康发育建立良好的基础。

12. 牙齿矫正期间要注意哪些问题？

牙颌畸形矫治时间较长，一般需要 3～12 个月，甚至两年的时间。

（1）在矫正前家长与儿童都要做好充分的思想准备，与医生充分配合，按时复诊。

（2）遵医嘱，保持口腔清洁，提醒儿童早、晚认真刷牙，刷牙时用力轻柔，以防损坏矫治器；若发现矫治器损坏或有其他症状，应及时去医院复诊。

（3）初戴矫正器后口腔内将产生一些不适反应，如牙齿酸痛、口腔黏膜损伤、口腔溃疡等，此类现象一般在3～7天左右便能缓解或消除。

(4) 在饮食方面应避免吃较硬的食物，如棒冰、排骨、鸡腿、牛肉干、带核带壳的零食等；避免咀嚼黏性的食物，如口香糖、糯米制品和奶糖等；尽量不喝含糖量较高的饮料，如可乐、雪碧和果汁等。

(5) 在口腔卫生方面，每天早、晚及三顿饭后都要刷牙，每次不少于3分钟；选用软毛、小头的保健牙刷，确保在矫正器及牙面上不能有食物残留；每次喝过较甜、较酸的饮料后需漱口。

(6) 每3个月到医院涂一次氟化泡沫，预防龋齿。

13. 清除牙菌斑常用哪些方法?

牙菌斑是导致牙齿、牙龈炎症的主要原因，因此每天清除牙菌斑，防止或缓解菌斑的再聚集是治疗、预防牙病的最有效的方法。自我清洁牙菌斑的方法很多，主要分为刷牙、邻面清洁措施和药物控制3种。

(1) 刷牙。一般强调每天早、晚各刷一次，也可在午饭后增加一次。不必过分强调刷牙次数，而要强调刷牙的效果。保证在每个牙面，每个部位刷5～6次，这样全口每次需要刷够3分钟。

(2) 邻面清洁措施。一般的刷牙方法只能清除牙菌斑的70%左右，而在牙与牙之间常常余留牙菌斑，需要在医生的建议下合理选用牙线、牙间隙刷等工具来辅助清除。

(3) 药物。一些含有抗菌药物、植物挥发油、生物碱或某些中药的漱口剂也可用来辅助清除牙菌斑。但如长期使用，可产生耐药菌，使牙齿、舌面着色等副作用。化学药物只是起辅助作用，最好在医生的指导下选用。

使用以上自我清洁牙齿的方法后，一些部位的牙齿还是清洁不到，菌斑一旦矿化为牙石后，很难清除，这时就需要定期到医院，由医生使用专门的器械清洁，就是通常说的洗牙。

14. 如何预防牙周病?

俗话说，防患于未然。预防牙周病最有效的方法就是要控制牙菌斑，不断地清除牙菌斑，并防止其在牙面和牙根表面继续形成。这也是保持牙周组织终生健康不可缺少的措施。控制牙菌斑最主要的方法是保持良好的口腔卫生，具体讲就是用保健牙刷，采取正确的刷牙方法，按时刷牙，并配合使用牙线清洁牙齿邻面。除了自我保健外，还要定期到医院进行口腔检查，并每半年至一年清洗一次牙齿。

特别提示

正确的刷牙方法为：

①每天早、晚各刷一次，每次大约3分钟即可。晚上睡前刷牙更为重要。

②牙刷应选用小头、软毛的牙刷，便于在口腔内转动清洁各个部位，毛端应加工磨圆。牙刷应在3个月至半年定期更换一次。

从牙周健康的角度来讲，牙齿牙龈交界处和邻面的菌斑是清除的重点。因此牙科医生推荐使用改良Bass刷牙法，又称水平颤动法。具体方法如下：将刷毛置于牙颈部，毛束与牙齿面呈45°角，毛端向着根尖，轻轻加压，使刷毛部分进入牙龈，力度应使牙龈有压力但无疼痛为宜；牙刷在原位做前后方向水平颤动4～5次。全口牙应按一定顺序刷，以免遗漏，并保证面面俱到，尤其是牙齿的舌面。

刷牙后，在牙齿的邻面常余留有菌斑，需要用其他方法继续清洁，如牙线、牙间隙刷等。使用牙线时，取一段牙线打结形成线圈，用双手的食指和拇指将线圈绷紧，轻轻将牙线从牙缝隙通过两牙间的接触点，紧贴牙面进入龈缘以下，向牙冠方向移动，以刮除菌斑。每个邻面重复 3～4 次。在牙间隙增大、牙龈退缩的情况下，可用牙间隙刷清洁牙齿缝隙。

15. 患口腔疾病后如何选择就诊时机？

如果发生了龋齿或口腔其他疾病，应当尽早去医院就诊。因为，在疾病的早期进行治疗，治疗过程相对简单，患者痛苦小，治疗时间短，治疗费用低，也容易获得理想的治疗效果。可惜能做到的人很少。

大部分人只有在牙齿疼痛难忍时才不得不去医院就诊；一部分人因为恐惧、害怕而逃避治疗，延误了最好的治疗时机；很多患者就诊时，牙齿龋坏已伤及牙髓（牙神经），因而不得不施行根管治疗去除牙髓；甚至因牙齿、牙根或牙根周围的牙槽骨破坏过多而不得不拔除患牙。有的人直到口中的牙齿掉光了也没去医院看过牙。有的人认为，牙没了可以镶假牙、可以种牙。然而，再高明的修复和种植都无法与原有的牙齿相比，患者往往是在牙齿已经失去时才认识到牙齿的重要性。

有的患者认为牙疼或牙床肿胀时不能治疗，因此等到症状缓解时才去就诊，结果错过了最佳的治疗时机。若口腔颌面部有先天畸形、新生物或外伤，则更应及早就医。对于需要镶牙的患者，根管治疗 1～2 周后一般即可进行全冠或桩冠等固定义齿的修复；拔牙的患者则需等待牙槽骨吸收趋于稳定时才可镶牙，最好是在拔牙 3 个月后修复缺失牙。拔牙后若长期不镶牙，则邻牙易向缺牙侧倾斜，对合牙伸长，加大了修复治疗的难度，也会影响镶牙的效果。

因此，如果发现以下情况，请您在第一时间去看医生。如偶然发现牙齿有刷牙不能刷掉的发黄、发黑的小斑点，牙齿开始对冷、热、酸、甜特别敏感，牙龈出血，牙齿松动，口臭，咀嚼无力，食物嵌塞等。另外，经常做一些自我口腔检查，或定期到医院进行口腔检查，有利于人们更好地把握就诊时机，早期发现，早期治疗牙病。

16. 吸烟对口腔健康有哪些危害？

吸烟不仅污染环境，而且对于全身及口腔局部的危害也非常明显。首先，烟草燃烧的热和积聚的产物是局部性刺激剂，可促使牙菌斑和牙石的堆积，在牙面上形成坚硬的牙石及棕色柏油样沉积物，造成牙龈红肿、牙周袋形成、牙齿松动。因此，吸烟者中发生慢性龈炎、急性坏死性龈炎、牙周病的患病率及严重程度比不吸烟者要高。吸烟除了对牙周组织造成损害之外，还对口腔黏膜有严重危害。据文献报告，吸烟者平均有14％的人可能会患口腔黏膜白斑；口腔白斑病人中有90％以上都有吸烟习惯，吸烟时间越长，吸烟量越大，患病的危险性就越高。

17. 哪些全身因素会影响口腔疾病的治疗？

（1）心脑血管疾病患者。如果已经是心血管疾病患者，建议您在病情稳定的时候接受口腔治疗。治疗中避免紧张、焦虑，如有必要可以预约在心电监护下进行拔牙、小手术等一些复杂治疗。从血压周期变化来看，一天中的中午或下午人体的血压较低，所以建议您下午去就诊。

如果您是风湿性心脏病、先天性心脏病、有人工心脏瓣膜的患者，请您一定遵照医嘱，预防性使用抗生素，避免发生感染性心内膜炎。

如果您是使用心脏起搏器的患者，请您就诊时向医生说明，为避免干扰起搏器的功能而不能使用一些特定的仪器，如超声波洁牙机。

如果您属于下列情况，不建议接受口腔牙科手术（口腔急症除外）：①曾在过去 6 个月内发生过心肌梗死、脑血管意外。②近期心绞痛频繁发作。③心功能Ⅱ～Ⅲ级。④心脏病合并高血压，血压≥180/100 毫米汞柱。⑤有Ⅲ度或Ⅱ度Ⅱ型房室传导阻滞、双束支阻滞、阿斯综合征。

（2）出血性疾病的患者。如果您是患有高血压、心血管疾病，或需要长期服用抗凝剂，或患有严重的肝病、血友病、白血病、血小板减少性紫癜等可导致异常出血的患者，请您在就诊时一定向医生说明，以便医生根据情况选择适当的治疗方式。如果接受了手术中有出血的操作，建议您在治疗结束后不要急于离开医院；静观 30 分钟后，没有异常反应并经过医生同意后再离开医院。

（3）传染病患者。如果已经患有肝炎、结核、梅毒和艾滋病等传染病的患者，就诊时请一定向医生说明。这些疾病可通过血液、唾液、皮肤黏膜的伤口传染。为了更好地保护自己及他人的健康安全，应让医生了解全部病情。医生会遵守医德，并保护患者的隐私，不会因为病人的坦诚而歧视或拒绝治疗。

（4）糖尿病患者。如果您是糖尿病患者，建议在接受常规内科治疗、控制血糖的同时，定期做口腔科的常规检查和治疗，主要是洗牙和牙周的治疗。因为糖尿病与牙周病有密切关系。建议患者将就诊的时间安排在上午早餐及服药后的一个半小时。就诊时患者一定向医生说明自己的病情及治疗控制情况；治疗过程中放松精神，避免紧张不安而引起血糖波动。血糖控制理想的患者可以接受常规口腔治疗，如果需要拔牙，血糖应控制在 8.88 毫摩尔/升以下；而病情严重者，建议遵医嘱，治疗前、后预防性地使用抗生素，避免感染。

二、口腔保健

1. 为什么要刷牙？

口腔里有很多不洁物，如食物残渣、牙垢、牙面色素、牙菌斑和牙结石等。其中，牙菌斑是导致龋病和牙周病的主要原因。它们是唾液中的糖蛋白与细菌、食物残渣构成的非常致密的细菌斑块，仅仅漱口不能去除牙菌斑；刷牙可以有效地清除牙菌斑，是预防龋病和牙周病最有效的方法。

2. 什么时候开始刷牙？

婴幼儿的牙齿一旦长出，家长便可开始为其清洁牙齿。最初可用柔软的纱布或棉签轻轻清洁牙齿，注意不要用力过猛，以免损伤他们的牙龈；也可用专为婴幼儿设计的指套牙刷轻轻为婴儿刷牙，清除牙齿和牙床上的黏性细菌层，即牙菌斑。每天早、晚刷牙各一次。开始时，可以把刷牙当成一种游戏来做，使婴幼儿觉得有趣而逐渐接受，逐渐养成良好的口腔卫生习惯。

3. 怎样检查牙齿是否刷干净了？

刷牙的主要目的是为了清除牙面的菌斑和软垢，直观的检验是看清洁后的牙面是否光洁，牙与牙之间是否还有食物的残渣。

比较科学严谨的检查方法，是用菌斑染色剂显示是否有菌斑残留。根据菌斑残留的程度来判断刷牙的效果。菌斑显示剂可采用棉球涂布的方法或直接在口内滴入，无菌斑附着部位不染色，有菌斑附着的部位呈现红色的染色区，表示刷牙效果不好，提示需要再次刷牙。

4. 如何选择保健牙刷?

牙刷是刷牙的工具。目前市场上可选择的牙刷种类繁多，这里主要介绍保健牙刷的特点：

（1）牙刷刷头短而窄，体积小，宽度以 3～4 排毛束为宜，便于在口腔内转动，能到达口腔内各个部位。

（2）牙刷刷毛软，弹性好。

（3）牙刷每根毛端圆钝，毛束孔距适当，刷毛长度相等，可减少对牙龈的刺激。

（4）牙刷刷柄长度合适，便于持握。

5. 如何选对适合自己的牙膏?

有了好的牙刷，还应选择适当的牙膏。目前市场上的牙膏无论是进口的还是国产的，普通的还是药物的，高、中、低档应有尽有，让人眼花瞭乱，不知如何选择。其实，选择时只要根据自己的口腔情况进行挑选即可。如：

（1）儿童和中小学生，龋齿患病率较高，再加上多爱吃甜食，所以最好选用含氟牙膏。因为氟化物可以增强牙齿的硬度，从而增强牙齿的抗酸能力，达到预防龋齿的目的。用含氟牙膏刷牙是一种便于推广的防龋方法。有关临床观察表明，使用含氟牙膏每天刷牙两次，龋齿可降低 20%～30%。然而，居住在饮水中含氟量较高的地区的居民则不需要使用含氟牙膏。

（2）对于中老年人来说，由于牙齿磨损的时间较长，牙釉质变薄，当吃冷、热、酸、甜食物时，易产生疼痛，医学上称为牙本质过敏，这种人可选用脱敏牙膏。

（3）患有牙周疾病的人，可以选用含消炎、止血或含有中草药成分的药物牙膏。

（4）爱抽烟、喝茶的人，牙齿上很易着色，可选用去渍牙膏。

但无论哪种牙膏，只起辅助作用，都不能代替治疗。

6. 电动牙刷好吗，最适宜哪些人使用？

（1）普通电动牙刷。普通电动牙刷与手动牙刷没有本质区别。

（2）声波震颤牙刷。这种牙刷具有冲洗清洁牙缝隙的作用，刷牙效果更好。

（3）儿童、老年人、残疾人，适合使用电动牙刷。

（4）声波震动牙刷，由于价格相对比较贵，人们可根据自己的经济条件选用。

7. 塞牙后为什么不宜用牙签剔牙？

吃东西塞牙后，很多人都习惯用牙签剔牙，有时并不能将食物残渣完全剔除，这是为什么呢？

并不是每个人都适合使用牙签剔牙。如果是牙间隙较大、牙龈退缩的人使用牙签，可以清洁牙缝内的食物残渣，清洁牙齿邻面。如果是牙周健康、牙间隙正常的人使用牙签，就会觉得食物残渣剔不出，而且经常使用还会有“牙缝越剔越大”的感觉。

因此，口腔医生不推荐使用牙签剔牙，最好使用牙线清洁牙齿邻面，牙缝较大的人可使用牙缝刷清洁。

8. 牙线怎么用？

牙齿的邻接面是菌斑容易聚集的部位。这些部位在刷牙时也不容易被彻底清洁，导致牙与牙之间经常余留牙菌斑。这时需要依靠其他的辅助清洁方法，如使用牙线或牙间隙刷。这里主要介绍牙线的使用方法（图 53）：

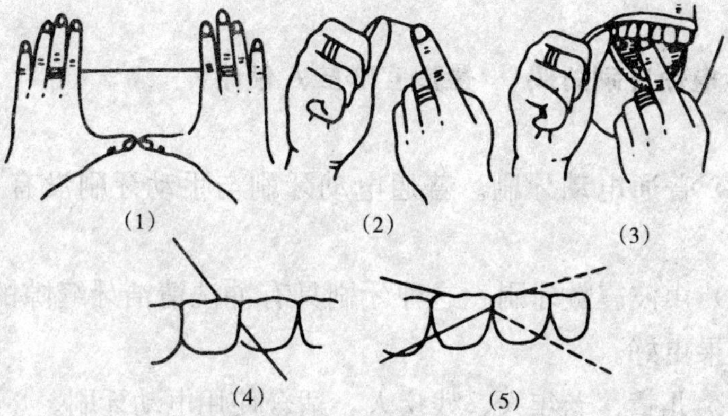

图 53　牙线使用方法

取一段约45厘米长的牙线，将两端绕在两个中指上[图53(1)]。清洁右上后牙时，可用右手拇指及左手食指将牙线通过接触点，拇指在牙的颊侧协助将面颊牵开[图53(2)]；清洁左上后牙时，可用左手拇指及右手食指持线，方法同上；清洁所有的下牙时，可用两手食指持线，将线压入牙的接触点之下，并用两食指去引导牙线[图53(4)、(5)图54]。每清洁一个牙位后都要更换一段干净的牙线。

特别提示

使用牙线时，应注意两牙之间较紧、有通不过的感觉时，可做前后拉锯式的动作，通过接触点后轻柔地达到接触点以下牙面，上下刮 4～6 次，直至牙面清洁而听到"咯吱"作响的声音，然后在另一侧的牙面重复。如果手指持线不便，可用持线柄固定牙线后使用。

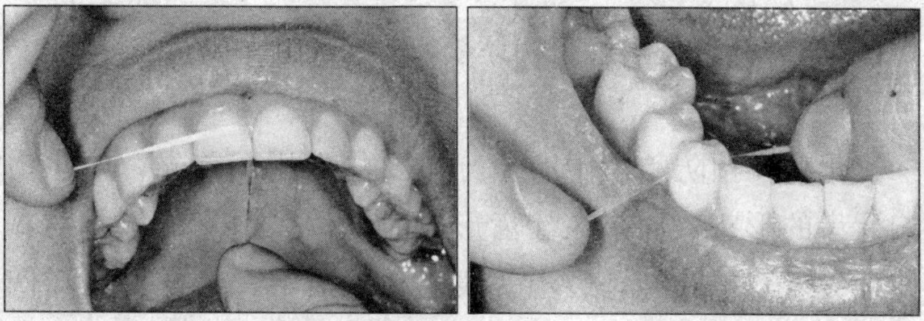

图 54　使用牙线

9. 冲牙器能代替洗牙吗？

在医院洗牙，目的是清理已经形成的牙结石；而牙结石是未及时清洁的牙菌斑，在唾液环境中钙化形成的。很多人以为在医院洗牙是用高压水来进行的。其实，是用高频震荡头在工作，水是冷却震荡头用的。

家用的冲牙器是在饭后清理食物残渣用的，其作用是阻止这些残渣经发酵、增殖、引发炎症、钙化为牙结石。若您的牙齿上已经形成了牙结石，还是应该到正规的医院去做清洁治疗。

10. 乳牙长得不整齐会影响恒牙的美观吗？

有些家长发现自己的宝宝乳牙长得不整齐或缝隙过大，便担心以后恒牙也会长得不好看。

其实，就空间性来说，因为藏在乳牙下面的恒牙体积较大，乳牙长得稀松、缝隙大，可供恒牙生长的空间便越充分；而若乳牙间的缝隙过小，则局限了恒牙的可生长空间。健康的乳牙对于恒牙的美观是有益的，乳牙早失、乳牙滞留等情况均可能会影响到恒牙的美观。因此，家长应重视宝宝乳牙的保护。

11. 为什么要使用氟化物防龋？

氟化物在预防龋齿中有十分重要的作用。首先，氟化物能影响牙齿的形态，如果在牙齿形成时期摄入适量的氟化物，可以使牙尖发育得圆钝，裂沟变浅，利于清洁，这样可以降低窝沟龋的发病率；其次，氟化物可以提高牙齿自身防御龋齿的能力，使牙齿的外衣——牙釉质（珐琅质）更加坚硬；第三，氟化物还可以抑制细菌生长甚至杀死细菌，从而达到预防龋齿的目的。

12. 使用氟化物的方法有哪些？

第一，每日早、晚两次用含氟牙膏刷牙，此方法简单易行，是日常生活中行之有效的预防龋齿的方法。但由于学龄前儿童吞咽功能发育欠佳，需要在家长的监督下使用。

第二，每半年进行一次局部涂氟，如含氟泡沫，需要牙科医生来完成。

13. 预防儿童患龋家长应注意什么？

儿童中最常见的口腔疾病就是龋病（俗称虫牙）。据统计，我国儿童乳牙患龋率高达 60%～80%。牙齿是咀嚼、发音和端正面容的重要器官，是人类摄取营养的第一器官；儿童期也是人生长发育的关键时期。因此，家长必须重视儿童在不同年龄时期的口腔保健。

（1）胎儿期。由于乳牙的牙胚是在胎儿 6～7 周开始形成的。因此，母亲妊娠期的健康状况和营养状况必然和胎儿的牙齿有关。母亲适当补充各种营养物质，如蛋白质、维生素 A、维生素 C、维生素 D 和钙、磷、铁等微量元素，多进食肉类、鸡蛋、豆制品、牛奶和蔬菜、水果等，有利于促进胎儿牙齿硬组织的形成和钙化。另外，某些药物会影响牙胚发育，还有可能造成唇腭裂等畸形，因此，孕妇必须在医生指导下谨慎服药。

（2）婴幼儿期。由于各种婴儿饮食中含丰富的糖类与碳水化合物，因此提供了易患龋齿的环境。很多婴儿在睡觉前用奶瓶吸吮甜饮料，不久可发现其前牙与牙龈交界处的牙面呈巧克力色龋坏，如果放任不管，会逐渐加深、扩大，牙齿一块块脱落，只剩下残根，也叫“喂养龋”。所以，家长应特别注意喂养方式，切忌让幼儿口含奶瓶睡觉。最好在每次哺乳后或每天晚上由妈妈用手指缠上纱布或使用市售指套牙刷，蘸清水轻轻擦洗乳牙的牙面，清除食物残渣及菌斑。

（3）幼儿期及学龄前期。儿童 3 岁左右乳牙全部萌出，此时家长就应教儿童刷牙，使儿童尽早掌握正确的刷牙方法，建立每天早、晚两次刷牙的卫生习惯。教给他们正确刷牙方法，即将牙刷放在牙龈部位，上牙要往下刷，下牙要往上刷，并按照一定的顺序刷牙；如从后向前，从左到右，刷完牙齿外侧再刷内侧；再要刷咀嚼面，刷完上牙刷下牙，每个牙面刷 6～8 次，刷完全口牙齿需要 3 分钟。由于 3～6 岁儿童年龄小，自觉性差，家长应督促他们每天早、晚刷牙两次孩子自己刷完牙后，家长最好再辅助孩子再刷一次牙，以确保有效清洁效果。6 岁以上的儿童，虽然可以独立刷牙了，但也需要父母的指导和监督。

（4）学龄期。儿童 6 岁左右乳牙开始脱落，恒牙逐渐萌出，此时要特别注意六龄齿，即第一恒磨牙的萌出情况。六龄齿对儿童颌面部的发育、保持上下牙齿的咬合关系、维持面部的形态都非常重要。然而，由于六龄齿萌出时间早，而且许多家长误认为六龄齿是乳牙，往往不注意保护，发现有龋齿时也没有及时治疗，致使六龄齿的患龋率很高，而且龋坏严重。

特别提示

在这里要特别提醒家长，要保护好孩子的六龄齿，最好的方法就是带孩子去医院做窝沟封闭防龋治疗。

在儿童的各个时期都应加强营养，建立良好的饮食习惯。给儿童多吃鱼、肉、蛋、奶制品及新鲜蔬菜、水果，多补充钙、磷、维生素 A、维生素 B、维生素 C 等有益于牙齿钙化的食品。应限制甜食、糕点等导致龋齿的食品，不要让儿童养成爱吃零食的习惯。平时还要多吃一些粗粮，有利于清洁牙齿和多种营养的补充。

儿童乳牙全部长出后，家长每半年要带儿童去医院检查口腔，发现牙病要早期治疗，千万不要有“乳牙早晚要换，坏了不需治疗”的错误想法。乳牙龋坏后，如果得不到及时治疗，会降低咀嚼效率影响儿童进食，影响儿童颌骨甚至全身发育。因此，乳牙龋坏也要及早治疗。牙齿替换期间的儿童，当恒牙萌出、乳牙还未脱落时，家长应带他们到医院，拔除滞留的乳牙，使恒牙能够在正常的位置上萌出。

14. 如何进行口腔自我检查?

口腔颌面组织较为表浅，您如果能了解一些口腔卫生知识，能定期进行自我口腔检查，就可以早期发现口腔疾病，早期治疗。口腔的自我检查可以按以下顺序进行。

（1）检查牙齿。成年人可以对着镜子自己检查，儿童则应由家长检查。主要检查牙齿有无颜色、形态和质地的改变，以及牙齿的数目和排列有无异常。正常的牙齿为洁白或淡黄色，透明有光泽。如果牙面出现无光泽的白垩斑——是龋病的早期表现；如果发现牙齿颜色发暗、透黑，牙齿表面变得不完整，有洞或吃东西时食物会塞进牙洞里，甚至遇冷热刺激或吃甜、酸性食物时，有酸痛、不适等感觉，说明牙齿可能已经龋坏，应及时去医院检查治疗。

要重点检查容易患龋齿的牙面，如磨牙（后槽牙）的咬合面，前牙两牙间的牙缝、牙根部位。另外，如果发现牙齿磨损或牙根暴露、出现过敏等症状也应治疗。对于儿童，还应检查注意有无牙列不齐，有无恒牙长出，而乳牙未脱落，有无反颌（地包天）等畸形。

（2）检查牙周组织。正常牙龈呈粉红色，紧紧包绕着牙齿。如果牙龈呈暗红色，质地柔软肿胀，进食、刷牙、触碰时容易出血——是牙龈炎的早期症状。如果患者发现牙齿周围有色素沉着及牙结石堆积，感觉牙齿松动、移位，牙缝增大，牙龈退缩，部分牙根暴露，说明牙周病变进一步加重，应及时去医院诊治。

（3）检查口腔黏膜。检查口腔黏膜时，应从外向内依次检查，顺序为上下口唇、口角、颊部、腭部、口底及咽部。观察黏膜有无颜色改变、肿胀、溃疡、糜烂，出现白色或红色斑块或花纹、结节等。如果口腔内有 2 周以上未愈合的溃疡，口腔内有不明原因的反复出血，口腔黏膜、面部、颈部有不明原因疼痛或麻木等，应及早就医。

（4）检查颞下颌关节。用双手食指摸两侧耳屏前的颞下颌关节，轻轻压迫及做张闭口运动，无疼痛，无弹响，张闭口均呈垂直开闭。如出现张口时疼痛、弹响、张口困难及咬东西时疼痛，或下颌偏斜时，应去口腔科找医生检查治疗。

15. 儿童看牙家长应做好哪些事情？

有人说："这个世界上最恐怖的事，莫过于补牙；比补牙更恐怖的事，莫过于带儿童补牙；比带儿童补牙更恐怖的事，莫过于儿童要补很多颗牙!”儿童在第一次接受牙科治疗时，所接触的事物和个人的感受，在脑海里都会留下深刻的印象，所以，如第一次看牙成功，以后的复诊就容易得多，这时家长应配合医生多多鼓励孩子。

第一次带儿童看牙前要告诉他们什么是牙科医生，为什么要去看牙，要让儿童觉得看牙是件有趣的事。如果在看牙时，儿童觉得疼了，家长千万不要把自己的担忧和紧张在儿童面前表现出来。为了转移儿童注意力，家长可以假装发出一些声音，让儿童慢慢放松，也会使牙科医生更专心地治疗。

家长要鼓励儿童在一起看牙的小朋友中做出好的榜样，如要听医生的话，要张大嘴，配合医生治疗等。家长还应当向医生详细介绍儿童的牙痛病史，以便医生做出准确的诊断。

16. 儿童看牙时，家长要不要陪在一旁?

对这个问题有不同的看法。一般来说，家长不陪为好。不然，家长来回出入诊室或挤在治疗椅旁，会影响治疗环境。

在日常口腔儿科门诊中学龄前儿童占多数，这个年龄阶段的儿童，心理方面已有较大程度的发育，而且掌握了足够的语言词汇，有一定的理解能力和表达能力，还有主动要求别人对其自理能力给以鼓励的心理和爱表现自己的特点。儿童口腔科的医护人员会充分利用儿童的这些心理，鼓励他们独自进入诊室接受治疗。儿童一般都能听从医生的话，不需要父母或亲属陪同。而有些家长，自己本身对看牙就精神紧张，顾虑重重，若在旁陪同，反而会影响儿童的治疗信心，起相反的作用。所以，3 岁以上的儿童看牙时，不需要家长在旁陪同。

未满 3 岁的幼儿，他们的行为是以自我为中心，语言能力较差，理解能力和表达能力都不足，一般不接受医生的意向，难以在治疗时配合。这个年龄阶段，除了有一定程度的自我为主倾向，但又离不开对别人的依赖，尤其在新的环境中，常有恐惧不安心理，此时若由亲人陪同，或许能配合治疗。所以，一般认为，不足3岁的幼儿看牙时，家长可在旁陪同。

特别提示

凡是不让家长陪同看牙的医院，分号台的护士会把家长的主诉和要求，以及初步检查记录下来，提供接诊的医生参考。有必要时，医生会请家长进入诊室，陈述病史，了解病情。治疗结束后，医生会将有关注意事项和下次复诊时间向家长交代清楚。

17. 活动假牙如何保护？

活动假牙比较容易清洁，每次吃饭后应摘下冲洗干净并漱口，防止食物残渣滞留于口腔引起龋齿或牙周病。睡觉前，应用牙膏或牙粉洗刷，刷假牙应用软毛刷，不要用力过大，以防塑料牙或基托过度磨损。假牙暂时不戴时，应泡在冷水中（图55），不要用酒精及热水等消毒。活动假牙做好后，如长期不戴是错误的。如果同样的假牙有两个也应交替使用，因为假牙长期干放容易变形，口腔的情况也有变化的可能，如邻牙向缺隙侧倾斜等。活动假牙的基托是塑料的，如果不慎折断，应将各部分保管好，带到医院修理，一般可以恢复原样。

特别提示

假牙镶上后并不是能用一辈子的。随着时间的推移，假牙自身使用的磨耗，假牙形态会发生改变，口腔内的生理形态也会发生相应的改变。所以，需要定期复查。如果口腔医生建议更换新的假牙，应听从医生的建议。

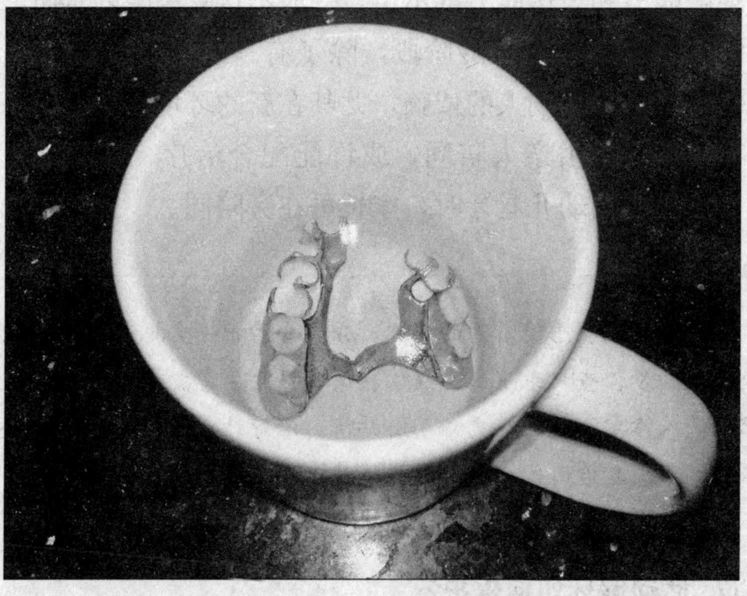

图 55　假牙不戴时应泡在干净的冷水中

18. 什么是叩齿，叩齿与咀嚼有什么不同?

叩齿主要的目的是健齿、固齿，属于牙齿保健；咀嚼主要是利用牙齿将食物研碎，是生理功能。叩齿与咀嚼的区别主要有两点：

（1）力量不同。叩齿的力量较轻，叩齿震动牙根周围的组织，有利于提高牙根抵抗疾病的能力；咀嚼力量可大、可小，与咀嚼的食物种类、软硬程度有关。

（2）作用不同。叩齿是健齿、固齿，可减少牙齿疾病的发生，具有预防效果；咀嚼不具有健齿效果，如果长期使用一侧牙齿咀嚼，还会产生关节创伤、颌面部变形等。

19. 为什么叩齿可以保健牙齿?

叩齿就是空口咬牙，是一种常见的牙齿保健方法。现代医学认为，叩齿可以增加牙齿的自洁作用，发挥咀嚼运动形成的刺激，增强牙齿本身的抵抗力。叩齿每日早、晚各做一次，每次叩齿数目不限，可因人而异。叩齿的力量不求一致，可根据牙齿的健康程度量力而行，不可用力过大。但应持之以恒不间断，才有效果。

20. 什么是“叩齿吞津保健法”？

“叩齿吞津保健法”是中医传统的养生术之一。古人认为，齿健则身健，身健则长寿。

（1）叩齿。早晨醒来后，全身放松，口唇微闭，闭目，然后使上下牙齿有节奏的互相叩击，次数不限。刚开始锻炼时，可轻叩 20 次左右。随着锻炼的不断进展，可逐渐增加叩齿的次数和力度，一般以 36 次为佳。力度可根据牙齿的健康程度而定。此为完成一次叩齿。

（2）吞津。从传统中医养生之道来看，叩击后，用舌在腔内贴着上下牙床、牙面搅动，用力要柔和自然，先上后下，先内后外，搅动 36 次，可按摩齿龈，改善局部血液循环，加速牙龈部的营养血供。当感觉有唾液产生时，不要咽下，继续搅动，等唾液渐渐增多后，以舌抵上腭部以聚集唾液，鼓腮用唾液含漱（鼓漱）数次，最后分 3 次徐徐咽下（咽津）。每次做时以 10 次为佳，一天当中早、中、晚各叩齿 10 次，多做更佳。其中早晨叩齿最重要，此时叩齿既可巩固牙龈和牙周组织，又兴奋了牙神经、血管和牙髓细胞，对牙齿健康大有好处。

21. 让牙齿洁白的方法有哪些？

现代人对牙齿的美观要求越来越高了，都希望自己有一口整齐洁白的牙齿。但是，不同原因造成的牙齿染色，选用的洁白方式是不同的：

（1）如果是因为喝茶或咖啡、吸烟等原因造成牙齿上的外源性色素，可以通过洗牙、喷砂的方法去除。

（2）如果是因为外伤导致的牙齿变色，可以在根管治疗后，采取根管内药物漂白。对效果欠佳的患者，可以考虑树脂贴面或烤瓷冠修复牙齿。

（3）如果是轻度的四环素或氟斑牙可考虑冷光美白。采用低温冷光，对牙齿无刺激，无副作用，一次性的治疗，通过30～40分钟能改善牙齿的颜色。

经过漂白的牙齿在1年左右，可能会出现颜色复原现象。可通过再次漂白改善，还可以配合使用有漂白作用的牙膏。

特别提示

冷光美白治疗后24小时内，不要吃过冷、过热的食物，不喝冷、热饮料；并且要避免食用含较多色素的食物及饮料，如茶、咖啡、红酒、巧克力、酱油等，并要保持口腔卫生。

MINGJIA TAN KOUQIANGJIBING

第五篇

口腔健康与营养膳食

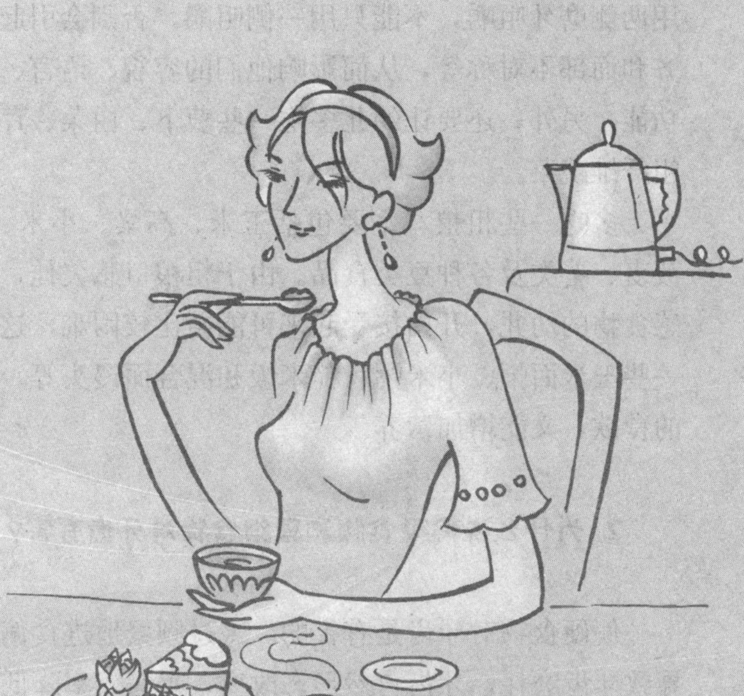

1. 为什么吃粗纤维食物有助于预防龋齿?

进食粗纤维食物时，要经过反复咀嚼才能吞咽下去，这个咀嚼的过程，有利于牙齿的发育和牙病的预防。经常有规律地咀嚼有适当硬度、弹性和富含纤维素的食物，特别有利于牙齿和牙龈组织的健康，并可使附着在牙齿表面和牙龈上的食物残渣，随着咀嚼产生的唾液和口腔、舌部肌肉的摩擦得到清除；同时，使牙龈组织得到按摩，增进血液循环，增强牙龈组织的健康。另外，颌骨的发育也受咀嚼、吞咽和发声等有关肌肉的影响。在儿童发育旺盛时期，咀嚼对颌骨的发育很重要。如幼儿期不能正确地咀嚼，以后则会颌骨发育不良、牙齿生长排列不整齐。

在幼儿恒牙萌出之前多吃粗纤维食物尤为重要。在换牙期，可以多给幼儿吃一些甘蔗、五香豆等粗硬的食物，并告诉他们要用两侧磨牙咀嚼，不能只用一侧咀嚼，否则会引起牙齿排列不整齐和面部不对称等，从而影响他们的容貌、语言、呼吸和咀嚼等功能。另外，还要让幼儿多吃一些萝卜、白菜、芹菜、韭菜类的粗纤维蔬菜。

多吃一些粗粮。主要包括玉米、高粱、小米、荞麦、燕麦、莜麦、薯类及各种豆类食品。由于粗粮口感欠佳，吃惯了精细口感食物的幼儿，开始接受起来可能会比较困难，这时可让幼儿吃一些玉米面粥、小米粥、糙米饭和混合面馒头等，既能增进幼儿的食欲，又能增加营养。

2. 为什么说偏硬食物和精细食物对牙齿有害?

偏硬食物对牙齿是有害的。太过频繁地进食偏硬食物，常会导致牙齿磨耗，牙齿自然形态改变，咀嚼效率降低，牙本质过敏症，牙齿出现裂纹、牙齿隐裂等。精细食物对牙齿也有不利影响，一般越精细食物越易黏附在牙齿表面，不容易清洁，易引起龋病。因此，食物粗细搭配，对牙齿及口腔的健康是有益的。

3. 牙齿敏感时饮食上要注意什么？

经常有人进食过酸食物或饮料后，会感觉牙齿酸软。这是牙齿敏感出现的症状，在饮食上可以通过培养良好的习惯，减轻或预防牙齿过敏。

首先，要避免进食过酸的食物和碳酸饮料，避免嚼过硬的食物；其次，可通过咀嚼核桃仁，或将新鲜的大蒜断面反复在牙齿敏感处涂抹，对牙齿敏感会有一定改善。另外，经常喝茶也可对口腔保健起一定作用，还可嚼茶叶缓解牙齿的酸软不适。

4. 孕妇营养与儿童牙齿健康有什么关系？

儿童牙齿的生长发育和钙化，与母亲妊娠期的营养状况密切相关，所需要的营养成分主要来自母亲的饮食。在孕期确保合理充分的营养，包括适当补充矿物质和维生素类，妊娠时所需的铁、钙比未妊娠时多50%，维生素D多80%左右。在牙齿发育或形成后的不同时期，饮食对牙齿的影响是不同的。如乳牙的牙胚是在胎儿6～7周开始形成的，这时需要充足的钙、磷、其他矿物质和各种维生素等营养物质，维生素C能强壮牙龈。

维生素D可以支持牙齿的形成；钙需要满足牙齿和骨骼的发育。在胎儿期生长、发育和钙化受阻的牙齿，萌出后会表现为颜色的改变或形态的缺陷等，同时因质地较差而易患龋齿。

在牙齿萌出前的发育阶段，缺乏蛋白质可造成牙齿形态异常、萌出模式改变，对龋病的敏感性也增加。

牙齿的牙釉质表层中的氟含量高低与抗龋能力有关，而氟是从母体和饮食中获得的。孕妇或哺乳期妇女应多补充优质蛋白质，适量的脂类，含钙、磷、铁等矿物质和维生素丰富的食物。

5. 为什么儿童吃零食要适量？

儿童生长发育快，代谢旺盛，对营养素要求高，营养物质的供应要照顾不同年龄儿童生理需要与吸收功能。为了促进身体发育和有助于口腔健康，还要建立良好的饮食习惯。

帮助儿童养成良好的饮食习惯，如保证定时定点、按规律吃饭，满足儿童的饥饿感，多吃水果、蔬菜等粗纤维天然食品。因为纤维性食物在咀嚼过程中对牙面有摩擦和清洗作用，称为“自洁作用”。咀嚼粗纤维食物，像用洗碗布刷锅洗碗一样，其机械作用能将牙面附着的污物去除，并对牙龈有按摩作用，有利牙齿健康，有利于促进颌骨发育。

同时，家长应限制幼儿吃零食的次数，让其认识到甜食会导致龋齿，明白牙疼很痛苦，并监督其付诸行动，帮助形成习惯。特别是晚上刷牙后不能再吃东西。良好的饮食习惯，不仅对儿童牙齿有益，对全身健康也会受益终身。

MINGJIA TAN KOUQIANGJIBING

第六篇

不同人群的口腔护理

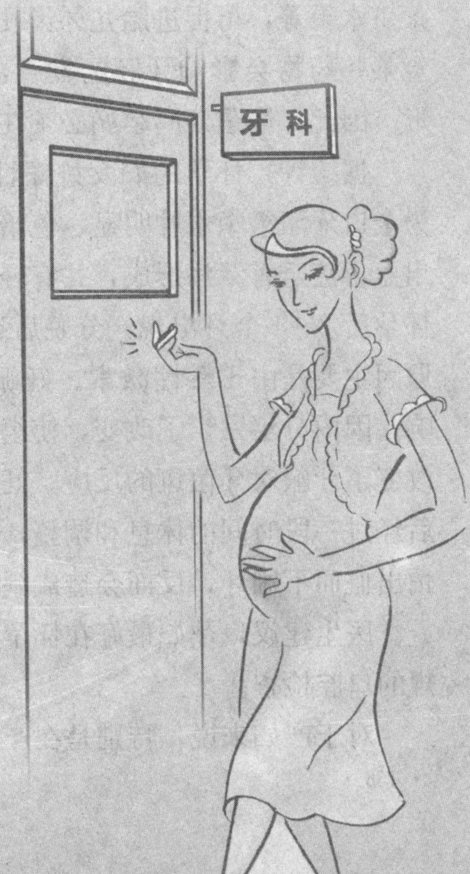

1. 孕产妇怀孕期及胎儿期怎样保护牙齿?

孕妇在怀孕期间要注意：第一，定期到口腔科检查，可以尽早发现疾病早期治疗。第二，口腔疾患的治疗不要选择在妊娠期的前3个月和第7个月以后，这两个时期孕妇遇到刺激，易发生流产和早产。第三，保持口腔的清洁，特别是进餐之后一定要漱口。第四，妊娠期的母体比平时更需要营养，尤其对钙、磷、铁、氟等微量元素的补充直接关系到母体与胎儿的身体健康。

由于乳牙的牙胚是在胎儿6～7周开始形成的，因此母亲妊娠期的健康和营养状况必然和未出生的宝宝的牙齿有关。母亲应适当补充营养物质，如蛋白质、维生素A、维生素C、维生素D和钙、磷、铁等微量元素，多吃肉类、鸡蛋、豆制品、牛奶和蔬菜、水果等，可促进胎儿牙齿硬组织的形成和钙化。另外，要注意某些药物会影响牙胚的发育，还有可能造成唇裂、腭裂等畸形。因此，怀孕期间孕妇必须在医生指导下谨慎服药。

据统计，怀孕的妇女妊娠性牙龈炎的发生率为50%。表现为全口牙龈组织水肿明显、色暗红、发亮、松软，严重者可能会出血，甚至有溃疡形成，并有轻度的疼痛。妊娠期牙龈炎一般在怀孕后2～4个月出现，分娩后逐渐消失。引起妊娠期牙龈炎的原因主要是由于雌性激素、妊娠激素不平衡和胎儿生长素等影响；因内分泌发生了改变，使组织的新陈代谢受到影响，从而也改变了牙龈对牙菌斑的反应。妊娠期的牙龈炎是暂时的，只要产后经过一段时间的休息和调整，炎症可自行消退。但有些孕妇因怕出血而不刷牙，反而会造成龋齿和牙龈炎的发生、发展。

医生建议，孕妇最好在怀孕早期和怀孕末期去医院做两次常规的口腔检查。

对于产妇来说，特别是在产后休息的一段时间里，不但要注意全身的保养，还应该注意保持口腔卫生。个别产妇在产后休息的1个月到100天里，不敢刷牙、漱口，因为听从了他们的长辈说的“产后不可刷牙、漱口，否则牙齿会松动、掉牙”等话。这些说法是几千年遗留下来的旧风俗习惯，完全没有科学道理，也不符合卫生要求。新时代的青年人不应受旧的传统观念的影响，但也不要毫无顾忌，如冬天水温很凉，可用温水刷牙、漱口，注意口腔保健。

2. 怎样保护婴幼儿的牙齿?

有一类龋齿，多发生在幼儿的上颌乳前牙唇面，发生时几个牙同时患龋。国外学者经过大量调查后认为，这与幼儿使用奶瓶有关，故称为“喂养龋”。一些家长给幼儿养成口含奶嘴入睡的习惯，黏稠的奶液、甜果汁便会长时间地附着在牙齿的表面；还有一些家长，在自己无暇顾及哭闹的幼儿时，为了让幼儿安静下来，让他们吸吮奶嘴。这样一来，幼儿上牙唇面和上唇之间的唾液流量减少，流速减慢，对牙齿的冲刷清洁作用也减弱，就为细菌发酵产酸致龋提供了条件。所以，人们会见到有的不满2岁的幼儿，上门牙近牙龈边缘的牙面上出现黄褐色龋蚀，有的造成大面积硬组织剥脱，有的被破坏成为残根。这种龋齿进展很快，对幼儿的健康影响很大。所以，家长应特别注意喂养方式，切忌让幼儿含奶瓶睡觉。在幼儿进食乳液、果汁后，再给他喝一些清水；最好在每次哺乳后或每天晚上由妈妈用手指缠上纱布或使用市售的指套牙刷，蘸清水轻轻擦洗幼儿乳牙的牙面，清除食物残渣及牙菌斑。一旦发现幼儿发生了“喂养龋”，应及时带他去医院进行治疗。

儿童乳牙开始萌出后，家长每半年要带幼儿去医院检查一下口腔，发现牙病要早期治疗。

3. 幼儿期及学龄前期要养成哪些护齿习惯?

幼儿 3 岁左右乳牙全部萌出，此时家长就应教会幼儿刷牙，使他们尽早掌握正确的刷牙方法，建立每天早、晚两次刷牙的卫生习惯。由于 3～6 岁儿童年龄小、自觉性差，家长应督促并帮助幼儿每天早、晚刷牙各一次；6 岁以上的儿童，虽然可以独立刷牙了，但也需要父母的教育和监督。

4. 学龄期为什么要保护好六龄齿?

儿童 6 岁左右乳牙开始脱落，恒牙逐渐萌出。牙齿替换期间的儿童，当恒牙萌出、乳牙还未脱落时，家长应带儿童到医院拔除滞留的乳牙，使恒牙能在正常的位置上萌出。另外，要特别注意六龄齿，即第一恒磨牙的萌出情况。六龄齿对儿童颌面部的发育、保持上下牙齿的咬合关系、维持面部的形态等非常重要。然而，由于六龄齿萌出时间早，许多家长误认为六龄齿是乳牙，而不注意保护；发现有龋齿时也没有及时治疗，致使六龄齿的患龋率很高，而且龋坏严重。在这里要特别提醒家长，要保护好儿童的六龄齿，最好的方法就是带他们去医院做窝沟封闭的防龋治疗。

应加强营养，建立良好的饮食习惯。给儿童多吃鱼、肉、蛋、奶制品及新鲜蔬菜、水果，多补充钙、磷、维生素 A、B 族维生素、维生素 C 等有益于牙齿钙化的食品；应限制甜食、糕点等致龋的食品，不要让儿童养成爱吃零食的习惯；平时还要多吃一些粗粮，有利于清洁牙齿和补充多种营养。

父母是孩子的第一任老师，孩子的健康成长，父母的责任重大。要教育儿童从小知道保护自己的牙齿，并教给他们如何做好自我口腔保健，养成注意口腔卫生的好习惯，才能让洁白、健康的牙齿伴随他们一生。

5. 中年人怎样预防口腔疾病？

中年人最常见的口腔疾病是龋病和牙周病。据统计，中年人的患龋率高达40%以上，牙周病的患病率达到80%～90%。目前人们对于口腔卫生方面的防病知识还很缺乏，在许多人头脑中还保留着“牙痛不是病”的错误观念，致使许多人有了牙病也不治疗，任其发展。本来可以早期充填的龋洞往往由于病人的延误治疗，而发展成为疼痛难忍的牙髓炎，严重的还可造成牙髓坏死、根尖周炎等。有的牙齿由于牙冠破坏太大，根尖骨质破坏广泛而不得不将牙拔掉。中年人中患牙周病是很普遍的，它是造成中年人丧失牙齿的主要原因之一。一些人平时不注意口腔保健，没有养成良好的口腔卫生习惯，造成口腔内牙石堆积、牙龈红肿、出血、流脓、满嘴臭气，严重的病人会出现牙齿松动、移位、脱落，直接影响了牙颌系统的功能及全身的健康。

所以，医生建议中年人应每年到医院进行一次口腔检查，发现龋齿及时治疗。每半年至一年进行一次洗牙，将沉积在牙面上的牙石去除，治疗和预防牙龈的炎症，使牙周组织恢复健康。另外，还应养成“早晚刷牙、饭后漱口”的良好习惯，每天都应用牙线或牙缝刷认真地将每个牙面上的牙菌斑去除干净，这样才能预防牙周病的发生。

6. 老年人为什么要及时治疗牙齿疾病？

牙周病的发生随着年龄的增加而加重，许多老年人为此失去了牙齿，剩余的牙齿也摇摇晃晃，不很牢固。另外，由于牙龈的退缩，牙根外露，牙间隙变大，容易嵌塞食物，如果不能及时彻底地将食物残渣清除，很容易发生根面龋。根面龋进展快，很快即可波及牙髓，造成牙髓炎、根尖炎等。

在一些人看来“老了掉牙”是很正常的事。因此，直至牙齿破坏很大，成为残冠、残根，甚至牙齿脱落了也不愿就医。残冠、残根长期存留，多伴有慢性根尖周围的炎症，除了对牙颌系统造成直接的危害外，还可成为病灶，引起远隔器官器质性或功能性的疾病或症状，如亚急性细菌性心内膜炎、关节炎、肾炎等。必须破除那些陈旧的、根深蒂固的老观念，拔除无法保留的残冠、残根及患有严重牙周病的牙齿，及时修复缺失牙，使牙齿能够正常行使功能。这对于老年人的晚年生活很重要。

许多老年人具有长期的烟、酒嗜好，这种不良刺激及残根、残冠、不良修复体都有引起口腔黏膜白斑及口腔癌的危险（口腔癌约占全身癌症总发病率的 1.45％～5.6％，有些地区高达 8.14％）。吸烟人口腔癌的发病率是不吸烟者的 5 倍。口腔癌在早期没有任何症状，只有通过定期的口腔检查才能发现。因此，医生建议老年人应半年做一次口腔检查，发现问题及时治疗。